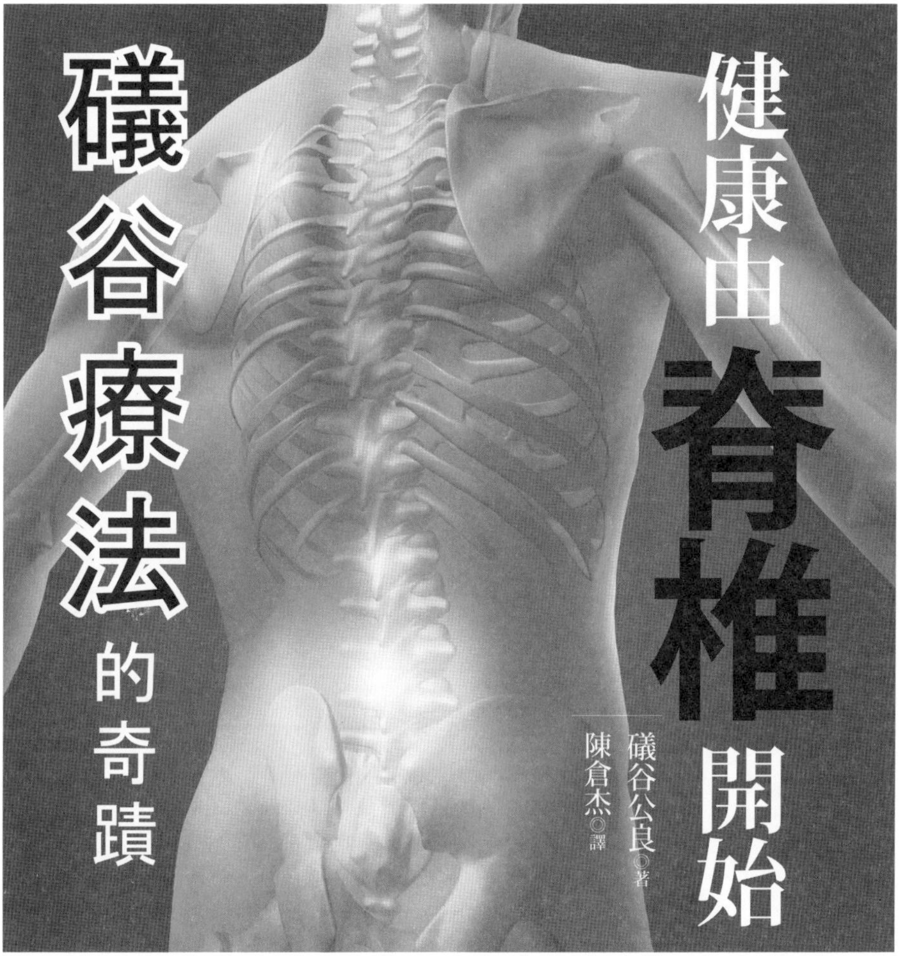
健康由脊椎開始
礒谷公良◎著
陳倉杰◎譯
礒谷療法的奇蹟

前言

現代醫學不斷朝專業領域越分越細的方向發展，結果甚至把腦、肺、胃等臟器，當作彼此互不相干。

罹患糖尿病，就注射胰島素；罹患胃潰瘍，就以外科手術切除潰瘍部分。這種對症療法、局部療法，確實能發揮一時的效果，可是持續這種治療方式，只會造成人體一旦失去藥物或手術等外在援助，就會生存能力降低，無法真正獲得健康。

不只是人類，所有生物體都具備攻擊致病原因並排除的能力，即所謂的「自然療癒力」或「自然恢復力」。在疾病治療上，本來就應使這種自然的力量活化，這股力量事實上比一般人相信的更大。現代醫學的最大錯誤，就是低估這種偉大的力量。

人體器官彼此之間透過血管和神經的交互作用，產生溝通聯繫，這些器官會相互傳遞訊息以維持健康。其中最重要的是支撐人體器官的骨骼系統，尤其是脊椎。脊椎如果因某種原因而變形彎曲，壓迫到脊椎神經或血管，造成正常訊息無法傳遞到全身，將會導致不良後果。

我從跛腳或小兒麻痺患者等長短腳的矯正治療，長期所收集的病例，與健康的人比較，發現在大部分情形下，一般健康的人左右腳長度也會不同，因此造成所謂健康的人由於脊椎扭曲、脊髓神經障礙，導致各種疾病。更重要的一點是，造成左右腳長度不同的最主要原因，在於髖關節的大腿骨彎曲。

「礒谷療法」可矯正髖關節的扭曲，使左右腳長度漸漸相等，恢復骨骼系統的生理健康，治療疾病，並塑造疾病無法入侵的健康身體，因此在預防醫學的層面，能夠發揮很大的價值。

來到「礒谷式整骨院」求診的人，很多都來自國外，長年為痼疾或虛弱體質所苦，七十年來，人數超過二百，其中有的患者更是罹患小兒痲痺或大腿四頭肌萎縮症等疑難雜症。由於大多數人都完全治癒，名聲遠播，被稱為「礒谷奇蹟療法」。

我盼望能藉由本書，使更多人了解礒谷療法的精髓所在，積極主動保護自己的身體，維持並管理個人健康。

礒谷療法創始人

礒谷公良

目錄

第3章 「礒谷矯正法」大公開

第4章 礒谷療法的奇蹟

第5章 疼痛急救的礒谷療法

第6章 兒童期及早矯正

第1章

不用藥物的治療法

從肩膀僵硬、腰痛，到醫師都放棄的疑難雜症，都能治癒

Isogai Therapy

1 超越現代醫學的療法

一眼看穿個人健康狀態的礒谷療法

「啊，被我說中了……」

這天，我正瀏覽著當天報紙刊登的報導。

一九八三年五月。日本社會版報導劇作家兼詩人——寺山修司先生病逝的消息傳來，死因是肝硬化引起的急性腹膜炎，享年才四十七歲。他不抽菸、不喝酒，卻英年早逝！

「我的猜測沒錯！」

我若有所思的告訴在旁邊幫忙我研究以及理稿的女兒。

其實在去年秋天左右，我已預料到寺山先生早晚會病發，因而經常提醒我的病人要多加注意。

我與寺山先生素昧平生，為何我能知道他會有如此的結局呢？因為我看到電視上他的模樣。

雖然我並不懂得算命、占卜之類，只不過是自創「礒谷療法」數十多年，以有別於西醫的觀點，從事醫療研究。

這樣的我，為何能預測寺山先生的時日不多呢？

因為從他在電視上的臉型，發現完全符合我的理論，而且看得出他病情已相當嚴重。

寺山先生的頸部向左嚴重傾斜，右眼較小，下唇右歪，唇右端向上吊。最重要的是身體整個向右彎曲。

「這個人……」

我對當時一起看電視的女兒說。

「是極端的L型。胃腸或肝臟想必已受到嚴重傷害……，如果再不理會，可能就完了！」

理由容後再詳述，但從我的理論來看，這是顯而易見之事。

「是呀……」

女兒也回答。

「或許是罹患肝硬化吧！」

＊　＊　＊

肝硬化是令西醫束手無策的病，各位讀者也都非常清楚。一旦罹患此病，西醫也無能為力，唯有眼睜睜看著病情持續惡化，一點辦法也沒有。而且類似這種棘手的疾病還有很多，因此西醫絕非萬能。

疼痛也是。西醫能對症、局部排除疼痛，例如使用止痛藥，或是以手術方式來加以排除。不過不要忘了，這些方法經常產生藥物的副作用、對身體的不自然處置，而且也會造成身體扭曲而引發不適症狀。

我作研究的出發點，在於發現不使用藥物或外科手術，來排除「疼痛」、根本治療疾病的方法，希望能讓人們更接近無限的幸福，因此我創設了「礒谷療法」。我敢斷言，只要依照我的理論和治療方式，就能排除西醫無法處理的肝硬化疼痛，甚至治癒肝硬化，有病例證明，以我的方法治療數小時，可排出肝病末期的腹水。

如此肯定，難免會招來不少質疑，甚至會認為我是「胡說八道」，不過我只能說「能治就是能治」。如果這麼說還是有人不相信，那我除了請各位繼續閱讀本書以外，別無他法。

矯正脊椎歪斜，治癒胃潰瘍

一九七六年秋天，一位六十三歲的男性患者來到我的治療所求診。

他的身高一六五公分左右，以這個年紀的日本男性來說並不算矮。可是他看起來卻十分瘦弱，臉頰凹陷，脊椎彎曲駝背，西裝褲的腰帶線左高右低。

「你的胃不好吧？」

我一看他就問。

他回答：「是啊，沒錯！」

口臭也很嚴重。他表示從二十多歲起，胃痛折磨他近四十年。

二十歲起，只要多吃一點或吃到油膩食物，胃酸就會立刻翻上來，整張嘴都

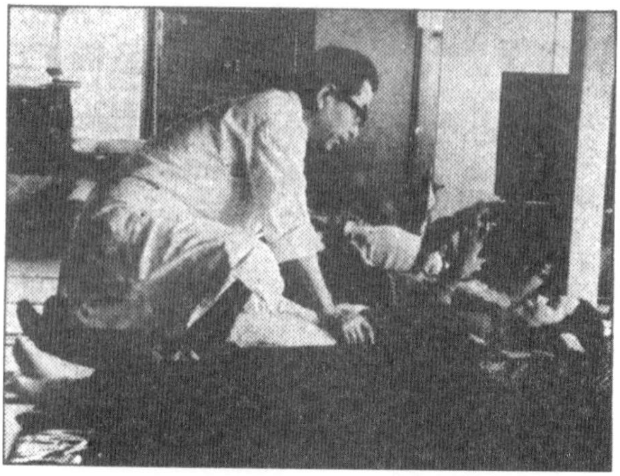

礒谷療法創始人——礒谷公良
（於日本東京礒谷式治療所為病患治療）

是，也會打嗝。

在他二十四歲的時候，每天會有兩、三次胃痙攣，痛得全身冒汗，在地上打滾。

「真的痛得不得了……身體弓起來、翻來覆去也沒辦法止痛！」他說。

有胃痛經驗的人應該很清楚，那種痛會痛死人。肋骨下方胸口附近，一整天都感到隱隱作痛，如果是胃痙攣的疼痛，那更劇烈，抓住柱子大聲喊叫也沒用。和這種疼痛糾纏四十年，看來此人應該很能忍、個性很堅強，但依然每天持續胃痛，毫無改善跡象，因此不得不投降。

在三十歲左右，胃痛次數日益增多，無法忍受，終於前往內科醫院求診。結果被診斷為「慢性胃炎」，進行服藥和每隔一天反覆在雙臂注射來治療。可是不久變得毫無食慾，或許是這個原因，肺也跟著出毛病，持續約一年，發燒三十七度二。接下來四～五年間，每天持續注射治療，胃的情況雖然有點好轉，但又開始疼痛，病情反覆。

四十歲左右，注射的次數、藥量都增加，但胃卻比以前更糟，幾乎整天都感到疼痛，連騎自行車或坐車，也會因車子振動而感到疼痛。醫師的治療沒有任何效果。

之後在某院接受直徑五公分的針灸治療，雙腳加上背部合計六個部位，治療後在油紙塗上相撲膏藥，貼在治療部位。

五十歲左右，因胃痛一直不好，而前往三井紀念醫院求診，拍攝胃部X光鋇劑攝影的結果，被診斷為胃潰瘍，醫師建議「最好動手術切除胃」。

手術不是根本療法

一般而言，胃潰瘍的手術沒有什麼危害，因此西醫通常很輕易就建議患者接受胃部手術，因為那是別人的胃。不過我再次強調，胃和其他內臟都最好不要輕易切除。

因胃潰瘍而切除胃的人，多半會有慢性貧血，臉色蒼白、容易疲勞，這是因為血液中紅血球所含的鐵質變少所致。

鐵質是從食物攝取，由胃腸吸收，如果切除胃，就無法順利吸收。食品中鐵質幾乎都是三價鐵（Fe^{3+}）的形態，而以二價鐵（Fe^{2+}）的形態被腸吸收。攝取的鐵質從三價鐵變成二價鐵，是受到胃液中鹽酸的作用。

然而，切除胃的人，胃液會減少很多，使鐵不易從三價鐵變成二價鐵，以致鐵質很難被腸吸收，而引起貧血的症狀。

西醫當然比我更了解這種情形，但儘管如此，他們依然會進行手術，因為他們深信手術才是對胃潰瘍這種疾病最有效的手段。

脊椎的自然生理彎曲程度
（正常脊椎的形態）

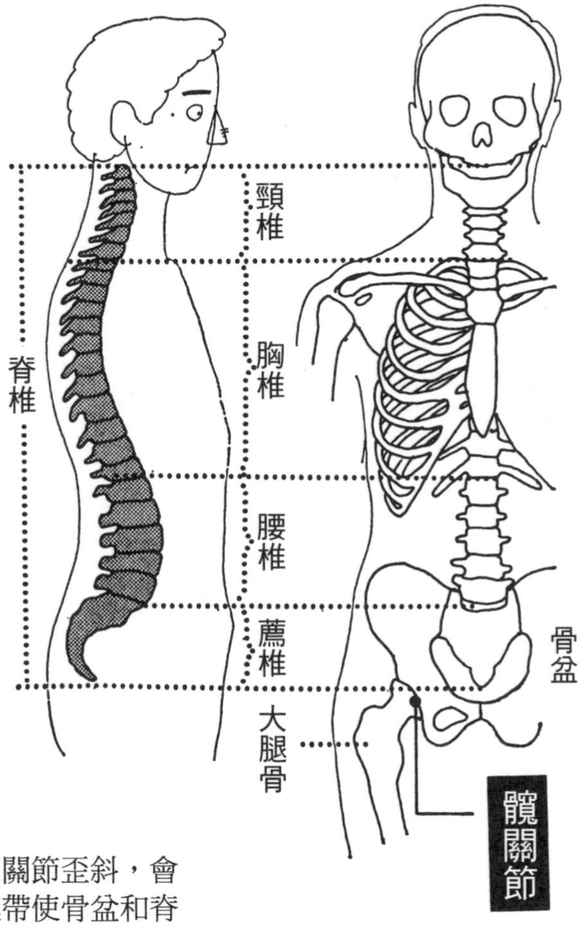

◎ 髖關節歪斜，會連帶使骨盆和脊椎也跟著歪斜

「你接受過胃潰瘍手術嗎？」

我問這位男性。

「不，沒有……」

他回答。

「在一家醫院拍攝X光片，醫師診斷我得胃潰瘍，但因為我不喜歡動手術，就拒絕了。」

「那就好。」我說。

後來，他繼續前往醫院治療服藥，可是病情不僅沒有改善，最後連肝臟也出毛病。

這是他的主要病歷。

立刻施行礒谷療法

「能治好嗎？」

他憂心地問。我對他說：

「你來這裡的目的是什麼，不就是為了治療疾病嗎？……沒問題，只要照我說的去做，注意日常生活，胃痛就能立即停止。」

「……那只能讓胃痛停止，治不好胃潰瘍吧？」

「以我的療法來說，排除疼痛就是排除這種疾病的根源，請你不要搞錯。西醫是對症療法，而礒谷療法是根本治癒。」

他似乎半信半疑，但也不能怪他，畢竟是長達二、三十年都治不好的難症，因此聽到有人輕鬆地說「可治癒」，當然無法立即相信。

我問他：「現在胃會痛嗎？」

「不痛。」他回答。

「那麼我來讓它痛好不好？用我的療法，既能引起疼痛，也能治癒疼痛。」

他露出難以置信的表情。光說不練沒有用，因此我帶他到治療室，讓他仰臥在床墊上，卸開他左髖關節。一卸開髖關節，瞬間脊椎就會「移位」，所謂移位就是從正常的位置偏移或歪斜。脊椎的移位會造成神經障礙，因此他立即開始感到很痛苦，於是我隨即恢復他的髖關節，疼痛也就停止。

「我明白了……往後請您多費心。」

他以坦誠的語氣回答。從那天起，他每天來到我的治療所治療。到了第三至四個月，胃痛已完全消失，也沒有口臭、打嗝了。

半年後，病人的食慾變得旺盛，稍微多吃也不會胃脹，也能吃油炸食物，從拍攝的X光片，當然也看不到胃潰瘍的痕跡了。

對症療法是現代西方醫學的極限

姑且不論胃潰瘍，肩膀僵硬、頭痛、腰痛、容易疲勞的體質、虛寒症以及生理痛等，現代西醫均未列入疾病的範圍，正因如此，也沒有治療法。集世界偉大名醫的「頭痛學會」，卻只得到頭痛根本治不好的結論，足以證明。得到這樣的結論，對那些為頭痛所苦的人來說，根本無濟於事。

而且，根據西醫理論，所謂頭痛是腦中的血管異常擴張，有時甚至出血的狀態，因此以藥物來抑制頭痛的症狀，並非根本治癒，血管的異常擴張或出血依然會持續。如此一來，有頭痛老毛病的，將來很可能會變成腦血栓或腦腫瘍。

對這種會帶來嚴重後果的頭痛，因沒有治癒法而暫時以對症療法來解決的西方醫學，我不得不產生疑問。

現代的西醫，患者去醫院求診，首先是問診，詢問病人的自覺症狀，然後進行檢查，之後決定病名，然後一般情形是就這樣了事。再來是依照病名開出既定的藥或打針……。

感冒等輕微疾病，這種方法或許管用，但如果是內臟疾病，這種做法可能會引起致命性的後果。

人類的身體是有機體，因此即使診斷胃有問題，也只是象徵性地在胃出現症狀。但是在肝臟、腎臟、胰臟以及膽囊等器官間的平衡發生障礙，或是神經系統失衡——亦即維持人體健康的平衡受到破壞，才是問題所在，病人幾乎都是這種狀況。

醫師也都很清楚這種狀況，可是卻不存在針對失衡的治療方法論。這是西醫的極限，也是現狀。因此在西醫的實際治療，除對胃實施對症療法，別無他法。

然而，用來治療胃的藥物，不能保證不會助長患者真正致病原因，也就是內臟功能失衡，因此就算胃的症狀稍有改善，也常出現患者健康更加惡化的情形。

西醫對症療法的副作用

以下是典型的一例。

我的一位中年女性病患遠視，長年為風溼症所苦，而且由於一直接受醫師的治療，病情越來越惡化，終於進展到必須大量投予強烈藥物，副腎皮質荷爾蒙才能止痛的地步，而且病情一直惡化下去。更不幸的是，她還罹患膽結石，也動過手術，可是連為她開刀的外科醫師也感到驚訝，因為她的肝臟、腎臟、脾臟、膽囊等臟器都變得非常脆弱。

這位外科醫師檢查她治療風溼症的結果，告知內臟疾病的真正原因，正是長年投予副賢皮質荷爾蒙造成的，而私下建議她改變治療風溼症的方法。可見連醫師也承認「醫源病」（因治療副作用所引起的疾病）。

以往她盲信西醫，對我的治療法毫不關心，終於不得不拋棄以往的觀念，自此開始接受我的治療，結果半年就完全治癒風溼症，不過因內臟已完全變成醫源病，如果照我的治療法，需要三年的時間才能恢復原來健康的身體。

讀到這裡，或許有人會認為這是對病人灌輸對西醫的不信任感，而覺得不妥。的確，西醫的優點很多，我也不能全面加以否定，但直截了當地說，即使現狀已如此發達，也不得不斷言西醫受限於兩個領域，一是以抗生物質或疫苗來因應細菌或病毒感染症，另一是因戰爭或其他意外造成重傷，以急救處置來拯救人命。

亦即，西醫並非萬能。可是一般人卻相信它是萬能的，認為生病，醫師就能救命、恢復健康的身體，如此盲信的人太多。而且最大的問題是，連醫師也相信西醫萬能論，能謙虛承認自己知識有限的醫生太少。所以才充滿藥害，這是現在產生多種多樣醫源病的社會背景。

活化自癒力，不再吃藥

若想維持健康，最重要的是先維持整個身體的平衡，增進自然療癒力，達成健康。要使身體的自癒力活化，就要使白血球的作用活化，足以傾力擊潰入侵的病毒或細菌。讓我們的身體回復正常的運作，不必依賴藥物就能維持健康。

人類的身體可謂特效藥的製造工廠，如果依賴藥物，反而會使體內的自癒力衰退。一生病就想依賴醫師、藥物的想法，就如同沒錢時就向地下錢莊借錢的想法一樣，其下場之悲慘，沒有人不清楚。

如此說來，或許有人會擔心我倡導的「礒谷療法」太複雜麻煩，其實非常簡單。我從本書一開始就經常提到「平衡」一詞，療法容後再詳述。首先最重要的是身體的平衡論，掌握平衡的關鍵在於左右腳的長度，是從常識的角度出發。

因此，礒谷療法雖是治療法，卻具有很強烈健康法的特質。而且療效卓越，用來作為平時保健，也能塑造遠離疾病的真正健康身體。

此外，礒谷療法對疾病初期也非常具有療效。以我的遠親罹患風溼症為例，由於在初期就實施礒谷健康療法，因此在不引起可怕的副作用前，就及早完全治癒。

那麼，可能有人要問，如果不是內臟疾病，而是有關腰痛、閃到腰等症狀，礒谷療法又有什麼作用呢？其實外科疾病反而是我的療法最擅長的領域。

下節將由我的一位病人——岐阜縣的寺田吉明先生（三十八歲），來親自介紹當初因不恰當的西醫治療，導致長年為劇烈的頑固腰痛所苦，最後治癒的實例。

2 礒谷療法彌補現代醫學的不足

治癒案例① 因不恰當的醫療而變成嚴重的腰痛

完全沒想到，有一天我會因腰痛而變得不能走路。

一九八一年十二月，為前往治療所接受礒谷治療師的治療，我在親友攙扶下，路程雖僅只三分鐘，卻非坐計程車不可。

右腳完全使不上力，連用枴杖也站不起來，膝蓋以下軟弱無力，有時會引起燙傷般的劇痛，受不了隱隱作疼。

可是僅接受一次的矯正治療，腰痛、腳的隱隱作痛均減輕不少，已能自己一人步行到十分鐘距離的下榻旅館，因此感到非常高興，和前不久還彎著腰如八十歲老人般拄著枴杖、眉頭深鎖吃力地走路相比，簡直是判若兩人。

我為腰痛所苦是始於八年前，有次提重物時閃到腰。

自此以後就停止工作，休息兩個月左右，在整形外科接受六個月的牽引、注射、指壓、服藥等治療。

約四年前，依賴交通工具的情況增多，可能是長時間保持相同的姿勢，腰部的負荷逐漸加重，自一九八一年左右開始出現腰重、腳痠的症狀。起初還不太痛，之後越來越痛，因此前往外科接受和以前一樣的治療。

可是雙腳痛和無力感越來越嚴重，而且很容易感冒，胃腸也變差，體重因而減少五公斤。

於是除外科之外，又接受醫師的復健和整脊治療，卻不見成效，因此暫時依賴針灸治療。

不久，在某健康雜誌上看到礒谷療法，於是在一九八一年底首次接受診療，經過數次的矯正治療後，就改善不少，因此在一個月後出院。不過，因高興過頭而未遵照礒谷治療師的囑咐，利用日常動作做矯正，結果很快又疼痛而無法走路。

所以又暫時接受針灸治療，稍有起色，疼痛也減輕，但三個月後又恢復原狀的疼痛。

因為曾經好過一次，所以我認為不久就會痊癒，而繼續接受針灸到一九八二年五月。可是疼痛卻越來越嚴重，不久右腳變得無力，膝下痛得無法忍受。

為此，在同年五月，我再度來到東京找礒谷治療師。由於上次來時已照過X光片也了解礒谷療法，因此這次直接開始治療。

因有上次失敗的經驗，所以這次下定決心要徹底接受治療，沒想到才三個禮拜就完全治癒。

聽到礒谷治療師准許「可以適量飲酒」，非常高興，一掃臉上長久以來的陰霾。每晚喝兩小瓶酒或兩瓶啤酒，配上美味小菜，恢復元氣，而且接受治療時也很輕鬆愉快，可以一邊看報章雜誌，一邊接受治療，體重也增加七公斤。一天三次、三週的治療之後，疼痛完全消失，雙腳也變輕，再持續接受矯正。

之後為不使病情復發，每月回院，停留二～三天，接受早晚兩次矯正治療，三個月就結束，如今變得元氣十足，完全恢復健康的身體。不僅如此，八月以後，每天早晨還可以慢跑。

治癒案例② 現代醫學束手無策的嚴重生理痛

這是我治療年輕女性生理痛的成功病例。來自大阪二十四歲的山內雅子小姐，她患有非常嚴重的生理痛，以下是她的自述：

我去礒谷式治療所接受治療大約兩個月。大多數症狀已減輕或完全治癒，現在每天都過得輕鬆愉快。

我就讀大學時期，每天過著腰與膝蓋嚴重虛冷、生理痛，以及為肩膀痠痛所苦的日子。連剝橘子都剝不動，因為雙手沒有握力、手指無力，而且雙肘以下有點浮腫、麻痺，還有頭痛、雙眼充血，去眼科檢查，醫生表示沒有任何異常。

大學畢業後我去上班，可是後來父親住院，我只好辭掉工作，過著看護父親與治療自己的日子。

最早我是在父親住的醫院看診，但聽說有其他好的醫院也會去，每次都照X

光片，醫師都說我的身體完全沒問題，但有時會接受注射治療或拿止痛藥、外敷藥。

然而看了這麼多醫院和醫師，我的症狀卻完全沒有改善，於是心情黯淡地度日，總是無精打采。如此過了半年，膝痛越來越厲害，而且因肩膀痠痛、腰部虛寒而晚上無法入睡，一直到情況非常嚴重才前往附近的醫院檢查，結果診斷雙膝關節、第五節腰椎分離，頸臂症候群等。可是治療法完全沒有改變，症狀也每下愈況。

由於那家醫院也有所謂的針灸療法、外敷等物理療法，所以我也進行治療。當時我是抱著「死馬當活馬醫」的心態，認為一生可能都要在膝痛、腰痛與生理痛的日子中度過，而且那時我也進行健康器材的治療。某次在礒谷治療所附近的牆上看到礒谷治療師的書籍廣告，立即去買來閱讀，之後便來到東京接受治療。

初診當天的情形至今我仍忘不了。礒谷先生說明礒谷療法理論、開始治療，要我仰臥，診斷雙腿的角度，未提出任何問題就說我的情形很複雜。

我沒有R型（右腳長的類型）、L型（左腳長的類型）概念，因此不易了解礒谷先生的話，但R型是右膝痛，而L型是左膝痛；我雙膝痛，但是L型的情形才會引起生理痛，因此當礒谷先生如此說，我感到非常吃驚。

錯誤治療的悲劇

以下繼續山內小姐談她的體驗：

以往經過任何醫師的診斷，大都說我的身體不錯。但礒谷治療師只看了我的姿勢與動作，稍微觸摸腳踝，就一語道破，光是如此就足以讓我不顧家人的反對，決定隻身赴東京接受治療。現在想來也是偶然的機會，因此我認為自己真的很幸運。

經過三個月治療，頸臂症候群就完全治癒，膝、腰也變得輕快。我的情形是足部肌肉很弱，好不容易矯正好，仍然常發生髖關節脫臼。但礒谷先生囑咐只要認真做屈伸運動就會改善，因此就輕鬆的接受治療。

由於膝蓋變得稍微穩定，因此我想再進一步治療，讓腳也能完全治療而有力。或許是因近來睡覺時綁住腳的三個部位，我的虛寒症也完全治癒，全身到手腳都感到暖和，不再感到生理痛。體重也因做屈伸運動而減了兩公斤，下腹變小，腰部越來越細。此外，過去手臂或背部整片長出的小疙瘩（脂肪滲出表皮而形成如溼疹般的顆粒），現在也只剩一些痕跡而已。過去冬天常被朋友問：「長痱子啊？」而感到很糗，沒想到進行礒谷療法，反而成了意外的收穫，這個夏天穿背心也不再感到不自在，而且也不必再擔心生理痛，因此從今天起，我盼望夏天來到，能開心地去游泳。

腰痛的寺田先生，生理痛的山內小姐，都是複雜症的例子，他們都認為可能是長年的痼疾，而感嘆自己的不幸。但這絕不是不幸或宿命，而是負責治療的醫師缺乏對所謂人體的認識所導致的悲劇。總而言之，他們都是因左右腳的長度不同而產生整體的歪斜，因這種歪斜，傷害神經系統所引起的症狀。

如此一來，治療必須針對部位，否則就沒有意義。不僅如此，如果在治療初期判斷錯誤，病情反而會越來越嚴重，最後甚至可能變成「病入膏肓」的情形。

一旦病情變得複雜，治療就極為棘手，像是寺田先生或是山內小姐的狀況，都需要數個月的時間才能完全治癒，如果他們在症狀初期就可以來找我，就不必受這麼多的苦，像打仗一樣，不讓主力部隊登陸，在灘頭就加以殲滅。

而且治療原理極為單純，詳細請見第2章，若病情輕微，自己在家也能治療。

在此附帶說明，身體的疼痛是肉體失衡的早期危險訊號，亦即如第2章的說明，依頭、肩、胸部、腹部等疼痛發生部位，可對照了解是脊椎哪一部分受傷，或是何種疾病的前兆。

因此，閱讀了本書，當身體發生變異，不必急忙趕去向醫師求救，自己管理自己的健康也不是難事。

此外，如果並未出現什麼症狀，只要實行礒谷矯正療法（參照第3章），也可從預防醫學的觀點，活用作為有效的健康法。

✣ 礒谷療法的誕生

我開始研究、實行礒谷矯正療法，早在一九六九年前，曾診斷、治療過的患者，在我擔任礒谷治療所院長的四十年間多達九十萬人，全院每天平均治療二百人。

在這段不算短的時間，我發現所有的疾病都是因髖關節移位所引起的左右腳長度失衡，造成骨盆的歪斜，只要加以矯正就能治癒任何疾病、疼痛，這是藉由豐富的治療實例經驗才下的結論。

在此再次強調，礒谷療法不同於西醫的對症療法，是從根本來進行的治療法。

以下就簡單說明我是在什麼動機下創設了這種療法：

約四十年前，我看到中風或小兒麻痺的人，在街上跛腳走路，感到他們很可憐，於是開始研究有什麼辦法能夠治療這種症狀。

現代醫學認為，跛腳走路是因腦部運動神經障礙所引起。可是我實際著手研究，發現絕不只是這個原因。

我發現跛腳的原因，其實極為單純，說起來就是左腳和右腳雙腿的長度不同所引起，可謂理所當然的結論。

為何說理所當然呢？因為人類是以兩隻腳、由於地球的引力而站在地面上生活，左右腳的長度不一，當然就會跛腳。

以小兒麻痺患者的情形來說，我的結論立即可獲得證明。

小兒麻痺的人有所謂「發育差距」，嬰兒時期由於血液循環不良發展的骨骼，隨著成長會變短，左右腳相差二公分到三公分左右。

不過在治療上最困難的是中風引起的跛腳。同樣進行檢查，卻發現腿骨本身完全沒有長短之分，可是事實上卻跛腳，於是我想到原因在於髖關節。

破腳治療的重點在髖關節

腿部的結構，下肢關節中的膝關節，只能向前後彎曲，無論膝關節怎麼扭曲，對腳的長度也完全沒有影響。那麼髖關節又如何呢？我觀看X光片、反覆思考，發現了一件重要的事情。

請見第39頁圖即可了解，大腿骨是人體最大的骨頭，是以一百二十六度的角度髖關節產生彎曲。亦即，承受大腿骨的髖關節臼，需要向下方垂直，同時也向外斜，因此大腿骨以一百二十六度的角度嵌入髖臼。

如果大腿骨在髖關節沒有彎曲，而像棍棒一樣垂直，那麼不管向哪一方扭曲、展開，對腳的長度都沒有影響，可是大腿骨卻是以一百二十六度的角度彎曲，嵌入向外斜的髖臼，因此大腿骨如果比原來的位置向外扭曲、展開，腳就會變長，如果向內扭曲就會變短，這就是我發現的問題，以前從未有人發現過。

從這個角度來做檢查，才了解到，乍看腳的骨頭似乎沒有長短問題的中風患者，卻因為大腿骨的扭曲，而造成長短腳。

如此一來，治療跛腳就成為簡單的作業，因為只要調整髖關節即可。

以成人的情形來說，只要改變較長那隻腳的髖關節（也就是向外扭曲或外擴的腳關節）角度，就能瞬間縮短二・五公分到三公分；此外，較短的腳關節（向

腳的長度與髖關節的關係

左腳長的情形

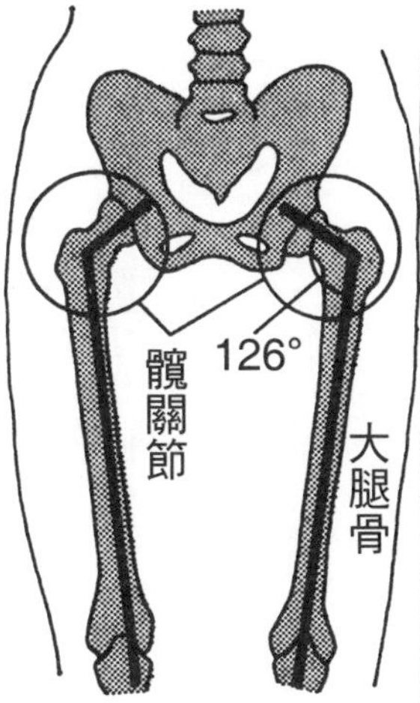

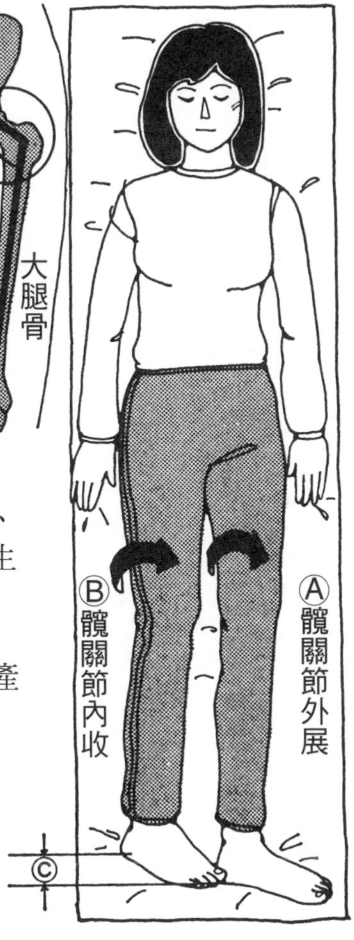

仰臥，把左腳外展、右腳內收，就會產生如Ⓒ所示的差距。

站立時，左骨盤會產生Ⓒ的高低差。

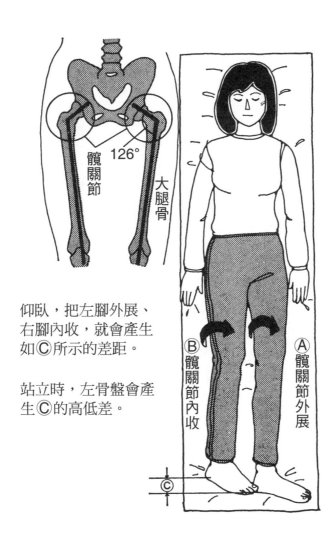

內側扭曲或內收那隻腳的關節），也能因改變關節的角度，而在瞬間拉長二・五公分到三公分。

因此，將一邊的腳縮短二・五公分，另一邊的腳拉長二・五公分，就能瞬間治癒五公分高低差的跛腳，這就是我所發現並開發的礒谷療法。

當時我在京都開治療所，治癒跛腳的名聲隨即傳開，許多患者絡繹不絕來到我的治療所。我專心為這些人實施矯正治療，後來竟然聽到出乎自己意料之外的讚賞——

「腳治好了，連慢性下痢也好了！」

「頭痛、肩膀痠痛也治好了！」

「腰痛也痊癒了！」……

我自己簡直感到不可思議，老實說，過去我只以為，矯正髖關節的歪斜可以治癒跛腳，從未想過會還對全身有什麼其他的效果。

治療跛腳帶來意想不到的發現

隨著治療破腳的病患越來越多，陸續出現其他疾病隨之減緩或治好的報告。我假設或許髖關節與全身的疾病之間有某種關聯，因此進一步開始研究。結果我在一九五一年發現，矯正髖關節的移位，治癒左右腳的不平衡，使脊椎恢復正常正常生理曲線（從正面看筆直，從側面看呈S型彎曲），就能使身體恢復健康。

原理很簡單。人類的進化過程中，早已習慣雙腳站在地面上的生活，因此只要正確保持此一平衡，就不會生病，也不會感到不舒服或疼痛。

舉例來說，有一把椅子，椅子當然是四隻腳。如果砍短一隻腳，當然坐起來就會不穩，如果不在意繼續使用，整個椅子會漸漸鬆弛，最後只好報廢了。

雙腳長度不同的人，也會發生和椅子同樣的情形。我所發現的問題就是這麼簡單，可是很容易被大家忽略。身體歪斜所造成的疾病，是由於髖關節的移位，可是卻似乎沒有人注意這件事。

礒谷治療所的礒谷療法，說來很簡單，就是調整髖關節的角度而已。可是如果只是這麼簡單，那麼內外科的疾病應該都能治療，如此一來還需要打針或手術嗎？

譬如困擾許多人的疾病——膝關節炎。膝蓋積水，不論站立、坐或上下樓梯，膝蓋都會非常痛，因為痛，只好去醫院求診。

一般醫院是針對局部症狀，採局部的對症療法來治療，積水如果不排會化膿，因此必須五天或一週定期抽一次，並以外敷、打針來止痛。可是這不算是治療，因為並非根本治療（而是暫時的安慰罷了），所以膝關節炎會越來越嚴重，最後膝蓋變形，只好動手術。全世界幾乎都是採行這種醫療方式。

✣ 礒谷療法可治癒痛風等痼疾

另一種是痛風的腳拇趾根部附近疼痛，或腳發腫疼痛。

從前的日本喜劇演員榎木健一，因罹患痛風，服止痛藥無效，忍痛切除左腳，之後左膝痛風接連發作，止痛藥還是無效，於是又切除左膝以下。

現在我們去醫院看痛風，首先會在腫大的局部採取組織，以顯微鏡觀察，如果有發現尿酸的結晶，則可構成痛風這個病的條件之一。

血液中的尿酸濃度增加，在局部引起炎症，醫師會診斷為痛風。

一旦診斷為痛風，患者似乎會感覺已好了一半，可是這只是一種錯覺而已。

那麼，診斷為痛風之後，醫師會採取何種處置呢？基本上會在局部注射止痛藥，服用排泄尿酸的藥，限制飲食尿酸含量多的食物（譬如菠菜），最糟的情形則會和榎本健一一樣，最後落到切除腳的下場，患者需要有這種心理準備。

我再次強調，醫院所採用的方法，和痛風的根本療法沒有直接關係。

可是在礒谷療法，任何痛風、任何膝關節炎，都不必從局部下手，就能根本治癒。因為這些疾病毫無疑問都是因髖關節的歪斜所引起的左右腳長度失衡所致。而且，由於髖關節沒有知覺神經，因此矯正治療完全無痛。

此外，我在診斷、治療時，也完全不需觸碰局部，男性以平時衣著的狀態，女性穿長褲的狀態，可以一邊看報章雜誌，一邊進行矯正治療即可。

第2章

活化自癒力的奇蹟療法

從根本治療疾病，驚異原理大公開

Isogai Therapy

1 萬病之源——髖關節歪斜

髖關節歪斜會導致各種疾病

「疾病」種類各不相同，症狀也各異。如前章所述，依據我從四十年前起的發現，迄今已累積的研究與臨床例症相當可觀。我發現了，有很多疾病其實不必動手術，只需矯正髖關節的歪斜就能完全治癒。

有很多疾病是來自各種原因引起的髖關節歪斜，或是髖關節歪斜而引發的骨盆偏移，導致脊椎異常而發生的。

如果一個人的走路方式有不良習慣，或運動時動作過於激烈，或因工作、念書坐姿不正，對身體重要的腰部增加不自然力量。如果養成錯誤習慣，髖關節漸漸受到異常角度的壓迫，就會產生歪斜。

髖關節產生歪斜，位於上方的骨盆自然也會由於歪斜而成正比偏移。而且骨盆偏移，受到骨盆支撐的脊椎也會跟著彎曲，使得脊椎中間的脊髓神經受到壓

脊髓神經與內臟的關係

連接人體各部位的脊髓神經

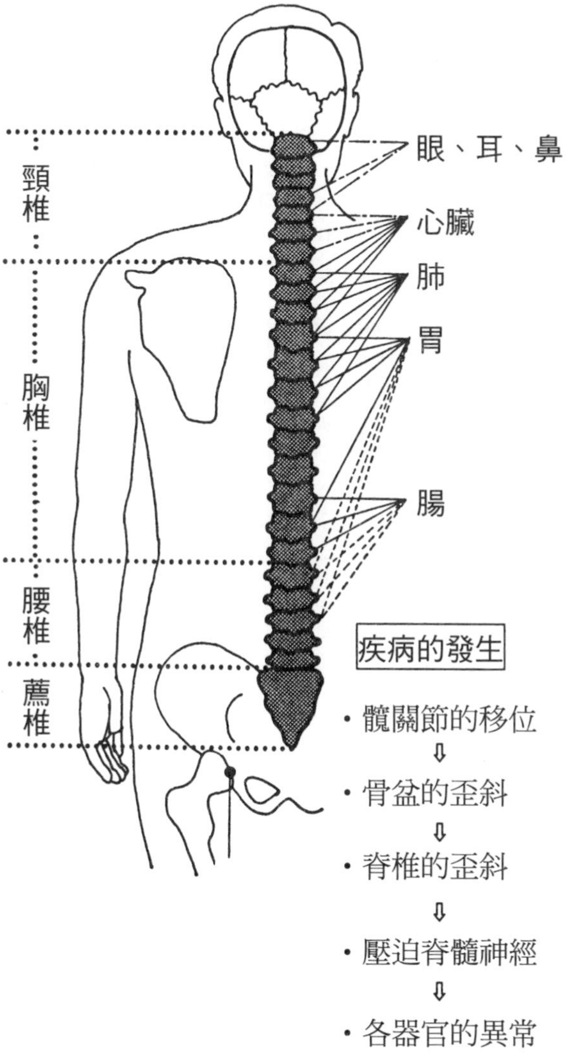

▽脊椎與脊髓神經，以及對應的人體器官。除圖中所示，脊椎各部位還有無數神經與人體各部位連接。

迫，這些神經對調整人體各種機能具有重要作用。由於脊髓神經連接胃或心臟、肝臟等身體臟器，以及腦等所有部位，傷害脊髓神經會直接對各部位帶來不良影響（參照前頁圖）。

那麼，因髖關節歪斜所造成的脊椎異常，會在我們身體出現哪些症狀呢？大致會依照下列三階段進行。首先出現的是，食物變得不好吃，身體疼痛、發燒、發腫、麻痺……等感覺上的異常。

接著，雖然每個人的狀況不同，但大都會出現腰伸不直、手抬不起來、手指麻痺拿不起物品、走路困難等機能障礙。

最後出現的是潰瘍、腫瘍等內臟器官組織的異常，到了這個地步就已經是重症了。

✣排除疼痛，就能治癒疾病

想要及早排除疼痛，並徹底治癒疾病，必須在這三階段中的第一階段，亦即身體一有不適，就要做適切的處置。

疼痛、發燒、麻痺，應視為身體自然發出的危險訊號和警報，切勿輕忽這種感覺異常。

反過來說，如果已經出現疼痛等症狀，表示疾病已在身體扎根，因此排除了疼痛，就可認為疾病已除去。

一般缺乏醫學常識的人，經常會問我如下的問題：

「疼痛與疾病是哪一個先出現？」

有痛才算生病，還是生病才會痛？——這並不算幼稚的問題，略懂醫學的人，都曾經認真思考過這個問題。

「疼痛與疾病並無先後之分，就像雞生蛋、蛋生雞，雞和蛋都是原因，也都是結果。」

例如現今西醫無法解決的疾病之一——拒絕上學，與其說無法解決，不如說是一種神經衰弱的現象，目前根據西醫的見解，並不列入疾病的範疇。

但觀察出現拒絕上學症狀的孩子，可以立刻發現他們毫不例外都有「想上學」的念頭，也很清楚學校是非去不可的地方，但是想做卻做不對。

照第5章，希望大家都能注意。

和神經障礙所引起的疾病、疼痛一樣，「關節偏移所引起的肌肉疼痛」，礒谷療法也有所助益。這種肌肉疼痛並非疾病，譬如打棒球或網球導致腳、腰、肩膀疼痛的肌肉痛，或脫臼、挫傷、閃腰等。這些症狀，以我日常實行的礒谷式矯正法，就能迅速治癒。有關這點，請仔細閱讀第3章以後的部份。

經常有人會問我關於疼痛的問題。

所謂的疼痛，有劇烈疼痛、隱隱作痛、刺激痛等，依個人感受而有不同類型……。

疼痛大致分為神經障礙引起的，以及關節移位（偏移）引起的兩種，而礒谷療法都能確實治癒。

但割傷、撞傷等外傷引起的傷口疼痛，這些疼痛必須依賴西醫的急救處置，並不是礒谷療法施行的範圍。

2 你的雙腳長度不一樣嗎？

腸胃好與腸胃弱

曾經有一名患者問我一個問題，我覺得很有趣，所以專述給各位聽。這個人問：

「假定這裡有三瓶啤酒，還有西瓜、刨冰、炸蝦等，有幾名男性吃同樣的東西、喝同樣的飲料，可是有人會拉肚子，有人會肚子痛，有人會嘔吐，有人卻一點事也沒有。這是常有的事，是什麼道理？」

各位讀者，你們會如何回答這個問題？

「腸胃好的人不會拉肚子，也不會肚子痛，可是腸胃虛弱的人就會……」

這個答案是對的，因為西醫可能也是這種程度的解答。

不過，我卻想更進一步問：

「那為何同樣是人，有人腸胃好，有人腸胃卻弱？」

如果你回答「體質問題」，表示你在逃避。由於體質問題→體質不能治療→因此腸胃虛弱會一輩子跟著你，這種邏輯等於是說「有沒有治療，沒有差別」。

為何會有腸胃好的人與腸胃弱的人，為何會有生病的人與不生病的人，這是很重要的問題。

一九八一年冬天，日本爆發流行性感冒大流行，我居住的東京中野區學校陸續停課。儘管流行性感冒如此可怕，但依然有許多兒童不會罹患這種疾病，每天都過得健康活潑。

這表示什麼？

暴飲暴食不會引起肚子痛的人，即使流行性感冒病毒流行也不會感冒生病——這些人都不是超人，而是普通人。

矯正脊椎，就能增進自癒力

那麼，生病的人和不生病的人，差別又在哪裡？

簡單地說，就是身體的姿勢不同。正常的身體姿勢，髖關節看不出歪斜，左右腳的長度自然一致，脊椎保持生理性彎曲，這樣的人對疾病的抵抗力很強。從我所診療的患者案例，我敢斷言，由於身體抵抗力下降，才造成生病。

小兒麻痺也是一樣的情形。起因在於入侵體內的脊髓灰白質炎病毒。入侵的病毒為尋找脊椎中樞部容易增殖的部位而四處迷走。如果是髖關節、脊椎歪斜的人，病毒就容易進入脊髓前角的運動神經細胞集中部位。但如果脊椎不歪斜，病毒找不到增殖的位置，所以不會發病。

此外，我們不可忽略，脊椎正常，人體與生俱來的自癒力才能充分發揮。白血球有活力，能擊退侵入的病原菌。而患有腰椎癌的幼兒，可藉由矯正脊椎獲得驚異的療效，這也是自癒力充分發揮作用所致。

不限於小兒麻痺或前述的心肌梗塞，大多數的疾病或疼痛，都可藉由矯正髖關節的偏移，形成健康身體，得到預防疾病或治療的效果。在此再次強調，矯正髖關節，使左右腳的長度一樣，就能使內臟的神經支配變得健康。

反過來說，雙腳一樣長，脊椎保持自然彎曲度的人，能經常感到身體輕盈，不易累積疲勞，沒有肩膀痠痛、頭痛，常保健康。

可是很遺憾，保持正確的姿勢，並非人人做得到。有超過百分九十的現代人因生活上累積的習慣深植體內，而使髖關節發生偏移，左右腳不一樣長。

L型、R型與骨盆高位

在礒谷療法中，把左腳長的人稱為L型（LEFT 左型），右腳長的人稱為R型（RIGHT 右型），而交互發生的特殊案例稱為S型（SPECIAL 特殊型），作為矯正指導的基本。

此類型的骨盆位置，是較長那隻腳的部份，骨盆變高（就是高位），這點必須明確了解。

然而有許多醫師不了解這點，而誤解我的治療方式，他們都以為較長那隻腳的骨盆是低位，由於低位使腳較長，這是錯誤的。

實際上正好相反，較長那隻腳的骨盆應該是高位（參照第59頁圖）。因為人類是因重力而站在水平的地面上生活。如此一來，以踏在地面的腳為基點，腳的長短差異應該出現在骨盆上，所以較長那隻腳的骨盆當然是高位。

腳的長度與骨盆高位的關係

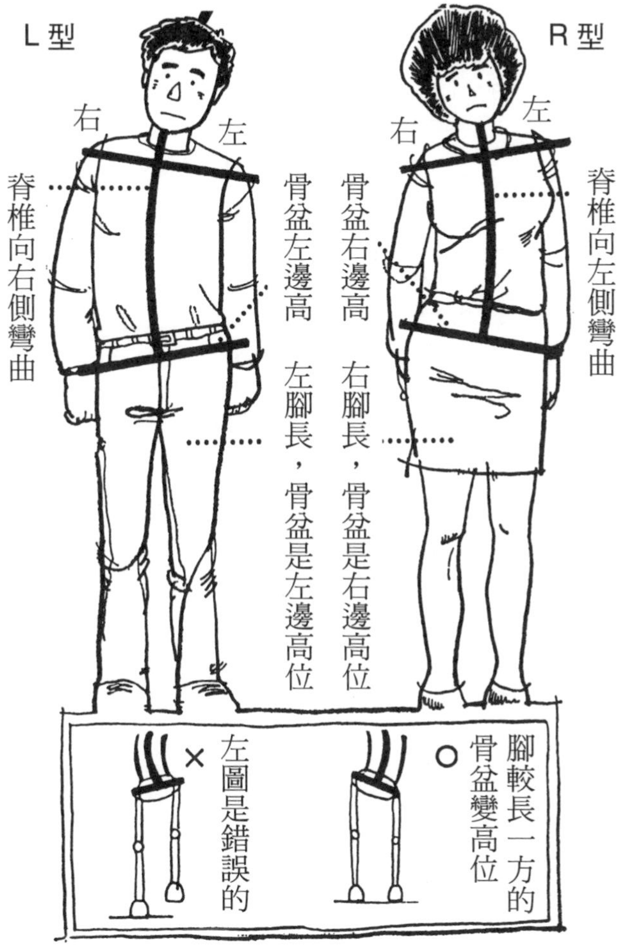

從第59頁的下圖左來看，則是仰臥或伏臥的情形，或是雙腳未承受體重（亦即沒有重力）的情形。

以下介紹人在左腳長的狀態（L型）及右腳長的狀態（R型）下各自容易引起的疾病（後文會詳述個別疾病的治療法）。

L型——左腳長的狀態是脊椎向右側彎，因此容易引起右邊偏頭痛、牙痛、腰痛，胃、十二指腸、肝臟、腸等容易引起腹痛，也就是消化器官較弱。

此外，脊椎由於在腰椎彎曲，還容易引起生理痛、生理不順等機能障礙。

R型——右腳長的狀態是容易引起左邊牙痛、偏頭痛、腰痛，呼吸系統、循環系統一般較弱。因為右邊骨盆向上，容易引起氣喘發作或心臟病發作。這種類型的人如果因馬拉松等引起心臟病發作，可拉住右膝，把身體向右側扭轉，如此可快速控制病情。

自行檢測雙腳長度是否不同

那麼，為什麼左右腳會不一樣長呢？這是因髖關節的外擴或內收所引起。那麼是如何引起的呢？

簡單地說，就是從出生以來就具有的傾向變成習慣，導致動作產生偏右或偏左的狀況。

譬如睡覺的時候，左腳長的人會將左腳踝放在右腳踝上面，而髖關節向外敞開；右腳長的人則完全相反。這樣一來，會使較長的那隻腳越來越長，左右腳失衡越來越嚴重。

在走路的時候，如果遇到後方發生交通事故，發出極大衝擊聲，瞬間轉回頭看，左腳長的人一定是從右側轉頭，右腳長的人一定是從左側轉頭。

此外，坐在椅子上翹腳，較長的腳會放在上面。

在浴室洗澡時也一樣。左腳長的人，會習慣把臉盆放在右邊地上，左腳單腳下跪來洗；進出浴缸，也是左腳進、左腳出（右腳長的人，動作完全相反）。

而且，我們如果在走路時踢到東西摔跤，大概也是較長那隻腳。這是因為腳較長，以及大腿骨在髖關節向外敞開這兩種原因。所以挫傷的情形多半是較長那隻腳，而且這隻腳的髖關節會越來越向外敞開、扭曲，因外擴又使這隻腳越來越長。

由於較長的那隻腳還會更長，因此更容易跌倒，反覆這種惡性循環，髖關節的角度不均衡也愈發嚴重。

肩膀痠痛與虛寒症的真正原因

左腳長，左邊骨盆向上，脊椎向右傾斜（參照第63頁圖）。

我尚未去過太空旅行，不過能了解在無重力狀態，物體會有傾斜、倒立的情形。但生活在有地心引力的我們，如果身體向右傾斜，脊椎就會如同棍棒般垂向右側。

因此，人體會調整上身向腳長一方傾斜，來保持平衡。看走路的人或某人的照片，如果此人的頭部傾斜，表示頭傾斜一方的那隻腳較長。

引發頭痛、肩膀痠痛的原因
L型（左腳長的人）

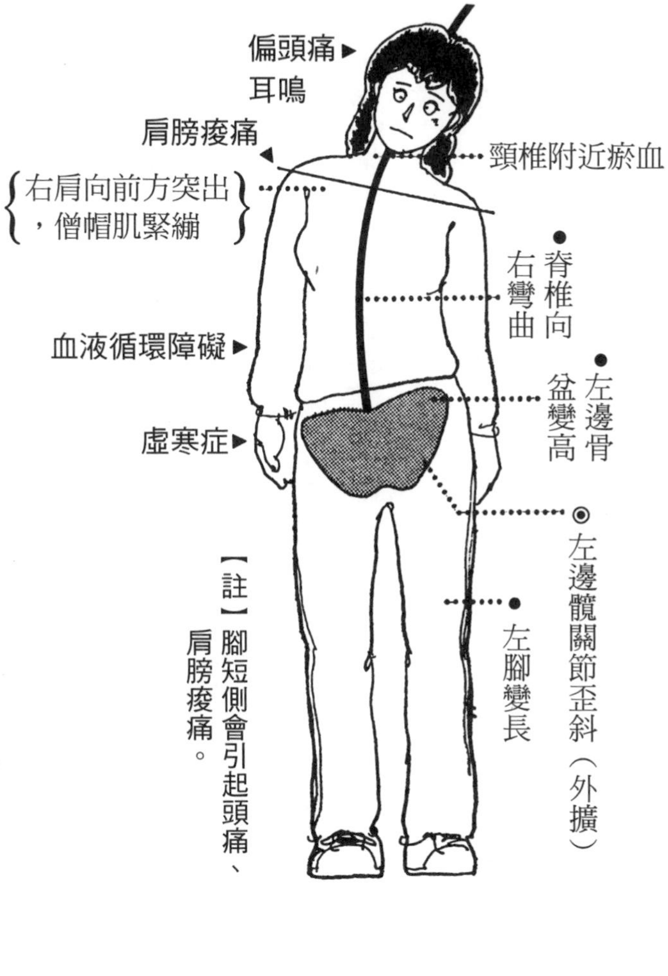

而且，較長那隻腳相反側的肩，會向前突出。肩向前突出，從肩到頸的距離變長，因此這個部位的僧帽肌距離也變長而緊繃，於是引起肩膀痠痛。

所以說，肩膀痠痛是在較長那隻腳相反側（左腳長的人則是右側）的肩、頸肌肉發作造成頸椎附近瘀血，壓迫到連接腦的神經，然後此處的神經末梢引起微血管擴張或出血，引發頭痛。

此外，由於此部位的神經也連接到眼部，因而會導致眼睛疼痛、眼睛疲勞、發蚊症等眼部疾病，而且不久會發展成青光眼或白內障。

因此，如果肩向前突，會壓迫肩內側的動脈或神經，而引起流向末梢的血液量減少。

結果導致虛寒症，或手指麻痺、疼痛。

到醫院治療虛寒症，常會被告知是內分泌荷爾蒙失調，不是吃藥就是打針。可是大多數的情形無此必要，只需治療髖關節的移位，矯正雙腳的長度，排除對動脈的壓迫，改善血液循環，就能治癒虛寒症，恢復健康。

同樣地，指尖的麻痺、疼痛也是如此。

半身不遂本來也是從腳短的一方開始，若有指尖的麻痺等，應可視為一種警告訊號。

腱鞘炎、扳機指等手部麻痺、疼痛，必須及早矯正髖關節，從根本加以治療。

但前往醫院求診，腱鞘炎的治療方法是注射止痛藥，如果手指因扳機指無法彎曲或伸直，最後會以關節不易活動為由，動手術削去骨頭。這是因為只考慮局部，才會發生這種錯誤，其實腱鞘炎、扳機指根本不需局部治療，只要調整髖關節，使脊椎正常，把肩部恢復到正常位置，就能完全治癒。

以下要討論臉孔的問題，因為臉的角度也會受到雙腳長度的影響。

吃東西的時候，或許不太注意是用牙齒哪個地方咀嚼，因此大多人都不知道自己是用哪一邊牙齒咀嚼。不過在咀嚼的時候，必定是用腳長那一側的牙齒。

而且左腳長的人，鼻中膈會向左彎曲，左眼也比較大。

前日本首相田中曾罹患顏面神經痛，當時他翹腳常把左腳放在上面。亦即左腳長，所以左邊骨盆向上，脊椎在頸部向右彎曲，椎間板軟骨向右突出，而出現右邊顏面神經痛。

若鼻子不舒服去看耳鼻喉科，通常被告知因鼻中膈彎曲而導致蓄膿，醫師建議動手術削去鼻骨。但其實根本不必如此大費周章，只要治療髖關節的角度，鼻中膈的彎曲也會變直，能根本治癒蓄膿症。

整脊療法的錯誤

如上述說明，人體的疼痛、疾病的根本原因，在於髖關節的歪斜，因此而造成左右腳長短不一，使脊椎扭曲。

或許有人會不以為然，認為「哪有那麼簡單？」或是認為和一般流行的按摩療法理論差不多嘛！

不過，礒谷療法卻有決定性的差異。

有關整脊療法，在美國已成立專科學院，並認定治療師具有資格和執照，可以開業診治病患，其最重要的理論大致如下。

首先，神經是從頭部向下延伸，進入脊椎，再分別延伸到各臟器。脊椎分為頸椎、胸椎、腰椎、薦椎。

從胸椎分出的神經是向胃或十二指腸、肝臟延伸，因此如果脊椎的左胸椎處歪斜，首先會傷害中樞神經，引起位於其末梢的臟器神經障礙。

而造成現今所謂的疾病。

此外，如果脊椎在腰椎處歪斜，傷到腰部神經，由此延長的神經末梢會走到下腹部，引起腸不適、膀胱不舒服，或是痔瘡，生理痛等機能障礙。

到此為止，都符合我的理論。

不過「整脊」是矯正傷害神經的脊椎歪斜，使脊椎變直，因此治療方法是以伏臥的姿勢扭轉身體，或直接對脊椎施加壓力。

整脊療法認為，只要把脊椎變直，就能恢復健康，可是對有關脊椎歪斜的原因，認為只是薦腸關節（骨盆與脊椎交接處）異常所引起，並未進一步究明，原因其實在於骨盆異常。

整脊療法忽略了支撐脊椎的是骨盆，骨盆出現異常，脊椎才會歪斜。

那麼，骨盆的異常又是如何引起的呢？我的理論出發點即是左右髖關節的角度不均衡所引起的。

假定整脊是在橫躺的狀態下使脊椎變直，那麼在完成治療後，病人還是要用雙腳站在平面上，因此若不矯正左右腳的長短，站立時，脊椎的歪斜還是會復發，所以無法恢復身體健康，這就是整脊療法的基本弱點所在。

✣現代醫學造成疾病

如果說這是西醫等現代醫學常犯的錯誤，也不算言過其實。

有關癌症的研究也是一樣。

我個人診療過的患者多達九十萬例以上（截至一九八三年），其中有肩膀痠痛、耳鳴、頭痛等輕症，也有心肌梗塞或癌症患者，種類繁多。但即使我說：「癌症的一個原因，也是髖關節歪斜引起的脊髓神經障礙。」

可能沒什麼人會相信。

不過在十五年前（一九六八年），我已提出一種假設，就是「癌症及癌症所引起的疼痛原因，就是神經障礙，異常的神經對所連接的人體各部位，帶來異常刺激，使癌細胞異常增殖」。而至今我仍堅持這種信念。

現代醫學闡明「健康的人體內也存在癌細胞」，當癌細胞因某種原因異常增殖，就是所謂的癌症。那麼「某種原因」到底是什麼呢？這也是現在癌症研究的課題，我上述的見解可作為結論之一。

接下來，我要介紹因不必要手術而併發其他疾病的現代醫學部分問題。

例如「椎間盤突出」。

腰椎扭曲使位於椎骨間的軟骨突出，壓迫腰椎神經，引起神經痛的情形，病名稱為「椎間盤突出」。

此時前往醫院求診，醫師會進行什麼樣的治療呢？首先是用所謂「牽引」的方式拉扯腰部脊椎。假使我們不需以雙腳來走路，這種方法確實有效，可是我在前面已多次說過，我們必須以雙腳站在地面上，因此只要治癒腳的長短問題，則疾病就不會復發。

再進一步說，接受牽引治療，表示狀況還好，但如果沒有效果該怎麼辦？醫

椎間盤突出的原因

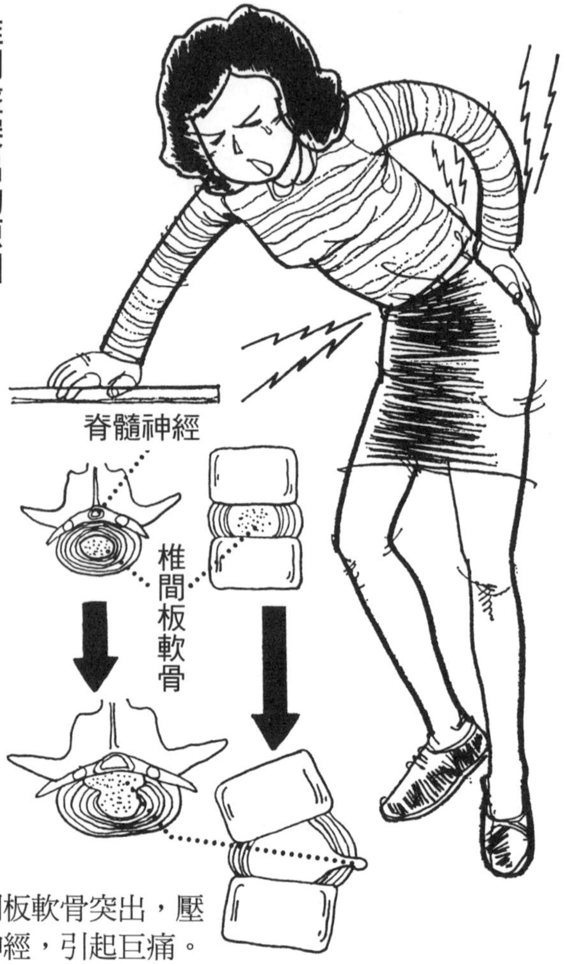

椎間板軟骨突出，壓迫神經，引起巨痛。

師不理會骨盆的歪斜而進行局部治療，從背部動手術取出壓迫坐骨神經的椎間板軟骨。

若這樣還治不好，就實施腰椎固定術。就是把扭曲的脊椎骨扳直，在此植入從骨盆取出的部份骨骼。

不過，即使接受這種治療，患者也未必就能恢復健康。

脊椎骨的扭曲和骨盆的歪斜成正比，因此若不矯正骨盆，亦即雙腳長度不均衡，即使把扭曲的腰椎扳直，歪斜仍會移到其上部。若固定腰椎，胸椎必定產生歪斜，而且胃、十二指腸、肝臟也會惡化，結果為了治療一種疾病，卻併發其他疾病。

而且，接受這種治療仍無效，椎骨一動就會產生巨痛，因此就在脊椎骨歪斜的狀態下，以束腹來固定。一旦穿上束腹，此人就再也無法恢復健康了。

矯正腳部長度，也能治癒疑難雜症

只要治癒左右髖關節角度的不均衡，使雙腳長度一致，骨盆的位置就會呈水平，脊椎可挺直，但為何現代醫學不著眼於如此簡單的道理呢？

答案很簡單，因為髖關節沒有知覺神經，因此髖關節移位沒有自覺症狀，患者不會告知醫師這種狀況。

人體並非各部位的機能都是平均正常運作。髖關節角度的不均衡，會使雙腳的長度不一致，而引起骨盆的移位，成為脊椎歪斜的原因，而且脊椎歪斜會引起脊髓神經障礙，發生障礙的神經會影響各部位的機能障礙，而導致疾病。

了解這種因果關係，就應能了解，許多疾病只要矯正腳的長度就能治癒，這也是我的理論基礎所在。

日本有一個「阿里與澤市」的民間故事。澤市是一位盲人，阿里是澤市的看護。有虔誠信仰的澤市，某日前往一座靈驗的山參拜巡禮，卻意外摔落懸崖，結果他的眼睛突然看得見了。

這個故事原本要展現的是「信仰的力量使得奇蹟出現」，因此如果聽到我的說法，有人可能會感到可笑。依據我的理論，發生在澤市身上的事情，絕不是奇蹟，而是理所當然的。

何以見得？由於澤市摔落懸崖，我判斷他以往較短那隻腳的根部，亦即髖關節，突然向外打開，使雙腳變得一樣長，瞬間拉直脊椎骨，頸椎的角度變得均衡，恢復視神經，而能看得見。

所謂的奇蹟，現代的醫學或許無法想像，不過卻時有所聞。

我在報上也看過一起事例，美國一位安德森老太太因坐骨神經痛無法站立，但有人建議她學習芭蕾舞，某次上課活動雙腳以後，居然能站起來走路。這也是因練習芭蕾舞，碰巧矯正髖關節的移位才能走路，這種解釋應該能使人信服。

再介紹一則真實的故事。有一個髖關節脫臼的人，走過堆放木材的地方，堆積的木材突然塌落，正好撞到他原本脫臼那側的臀部，使髖關節恢復密合，結果這個原本走路一拐一拐的人，經過這一撞，變得能正常走路。

R型與L型的案例

以下再進一步說明R型與L型。在此再次解釋，R型就是右腳長的人，L型就是左腳長的人。

這種腳的長度不一，是取決於大腿骨嵌入髖關節的角度，亦即，腳向外敞開時（外擴），就會變長；腳向內側（內收），就會變短。

在此容易弄錯之處，就是腳的長度不一，但通常一般人的腳長度，左右差不到一公分。

矯正雙腳長度一致的意義，就是調整髖關節的角度，使骨盆的位置呈水平。因此，L型的人是左骨盆側高位，而R型的人是右骨盆側高位。請務必了解這點。

以下就以日本的名人為例，具體說明R型與L型。

日本名主持人小川宏先生。由他臉歪的方向來看，是典型R型，可能左髖關節脫臼。因為髖關節沒有知覺神經，因此髖關節本身不會疼痛。他本人也表示自己心臟不好，必須及早矯正、治療，而且嘴的左側相當朝上，眼睛大小也不同，我認為病情已相當嚴重。

南田洋子小姐。坐的時候左腳翹在右腳上面，這是L型，左邊骨盆高位，可能是容易罹患婦科疾病的體質。如此下去，歪斜可能越來越嚴重，可能會引起子

L 型容易罹患的疾病	R 型容易罹患的疾病
右肩痠痛、右偏頭痛、右耳耳鳴、右眼疼痛、右眼內障、右牙痛、右腰痛、左薦腸關節痛（閃腰）、椎間盤突出、左膝關節炎、左腳痛風、左胸部疾病、原因不明的腹痛、虛寒症、容易疲勞的體質 消化系統——口腔、食道、胃、小腸（十二指腸、空腸、口腸）、太陽（盲腸、升結腸、橫結腸、降結腸、乙狀結腸、直腸）、肛門、肝臟、膽囊、胰臟等疾病 泌尿、生殖系統——腎臟（輸尿管、尿道、膀胱）、婦科疾病、男性生殖器官疾病	左肩痠痛、左偏頭痛、左耳耳鳴、左眼疼痛、左眼內障、左牙痛、左腰痛、右薦腸關節痛（閃腰）、椎間盤突出、右膝關節炎、右腳痛風、右胸部疾病、原因不明的發燒、虛寒症、容易疲勞的體質 呼吸器系統——支氣管、肺部疾病、胸膜疾病、支氣管炎、氣喘、肺炎、咳嗽、呼吸不全、容易感冒的體質 循環系統——心跳過慢、心律失常、狹心症、心律不整、心肌梗塞、心臟瓣膜障礙等

S 型容易罹患的疾病
高血壓、低血壓、腦中風、半身不遂、失眠症、神經衰弱、神經炎、躁鬱症、歇斯底里、癲癇、缺氧、浮腫、小兒麻痺、風溼症、神經症（三叉・顏面）、五十肩、腎臟病、糖尿病、沒耐性且極度容易疲勞的體質等

宮肌瘤或卵巢囊腫。

高爾夫球選手樋口久子小姐曾經流產，她也是左邊骨盆高位，屬於L型。唇向右上方翹，這種L型是容易罹患不孕症的類型。

評論家俵萠子小姐也是L型，消化器官似乎不好。

作曲家小林亞星先生是R型，可能食慾旺盛，但要注意呼吸器官和心臟病。已去世的田宮二郎，情形複雜，混合L型與R型（亦即S型），從身上西裝的皺紋來看，可看出肩向前突，極端的駝背，可想像壓力、頸椎歪斜引起的頭痛應該相當嚴重。

娛樂新聞記者梨元勝先生是L型，要注意消化器官。女星松坂慶子小姐也是L型。

電影明星千秋實先生是L型，第一頸椎瘀血，應該罹患過腦血栓或腦腫瘍，而且可能是右邊腦血栓。

巨人隊前教練長嶋茂雄先生，右唇向上，臉向左傾斜，是L型左腳長，是容易出現消化系疾病、右邊肩膀痠痛、右背痛、右邊牙痛、右邊頭痛的體質。

第3章

「礒谷矯正法」大公開

自我診斷，病痛消失，恢復健康

Isogai Therapy

1「自我診斷」——你屬於哪一型？

從日常動作，了解自己的體型

「身體疲勞，什麼事都不想做！」

「容易疲勞，不知如何是好！」

「最近偏頭痛越來越厲害！」

「從來不痠痛的肩膀，最近突然痛起來……」

如果你感覺自己出現這些症狀，可斷定已罹患某種疾病。假使不理會這些症狀，最後可能會導致疾病無法治療。

由此，必須矯正造成這些症狀的原因，也就是髖關節偏移所造成的脊椎彎曲。首先，可以從自己的姿勢，進行「自我判斷」。

從以下二十六個問題，選出符合的項目，進行自我診斷。此外，就我的經驗，東方人有百分之八十以上是L型（左腳長），可作為一種參考。

自我診斷二十六個問題

1. 從座位上站起來時？

①左腳先站起
②右腳先站起
③不一定

2. 邁步走時？

①先伸出左腳
②先伸出右腳
③不一定

3. 前進、後退時？

①左腳前進、右腳後退
②右腳前進、左腳後退

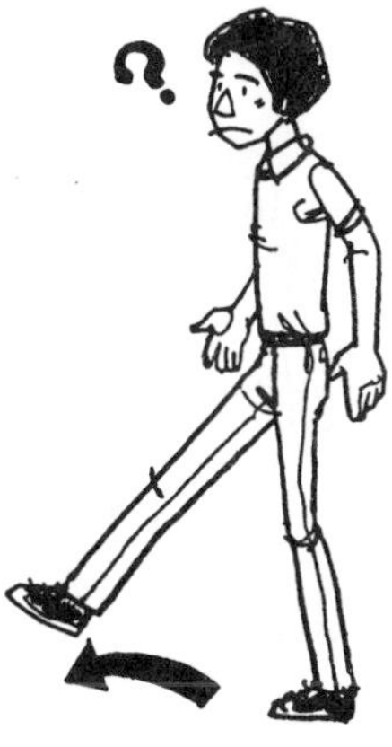

③不一定

4. 上下樓梯、手扶梯時？

①先踏進左腳

②先踏進右腳

③不一定

5. 腰帶、裙子上端的線？

①左高

②右高

③水平

6. 嘴巴歪斜方向以及臉頰大小？

①唇右邊向上、右頰似乎較胖

②唇左邊向上、左頰似乎較胖

③看起來左右一樣

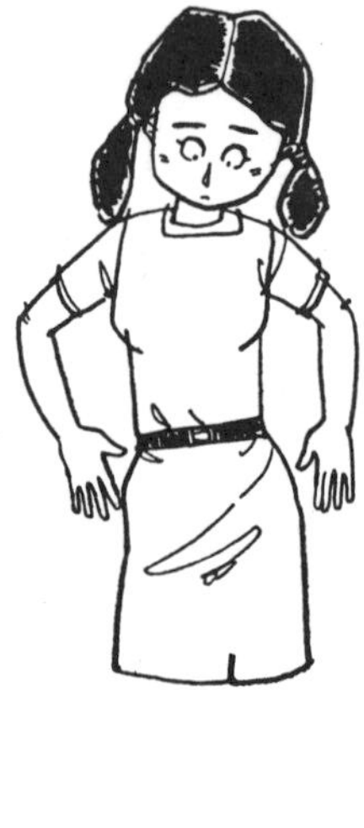

7. 向後看時，臉部？

①向右扭轉

②向左扭轉

③不一定

8. 看自己照片中的臉？

①向左傾斜

②向右傾斜

③不一定

9. 牙齒咀嚼食物時？

①用左側牙齒咀嚼

②用右側牙齒咀嚼

③不一定

10. 耳鳴時？

①右耳

②左耳

③不一定

11. **跪坐時，腳尖？**

①左腳腳尖在上

②右腳腳尖在上

③不一定

12. **單腳跪地時？**

①豎起右腳

②豎起左腳

③不一定

13. **側坐時？**

①向右伸腳

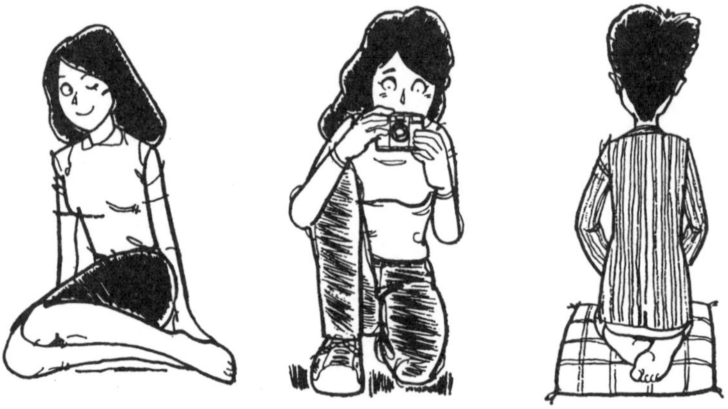

②向左伸腳
③不一定

14. **盤腿坐時？**

①左腳在裡面
②右腳在裡面
③不一定

15. **上廁所時（蹲式）？**

①右腳比左腳稍前
②左腳比右腳稍前
③不一定

16. **坐在椅子上翹腳時？**

①左腳在上
②右腳在上

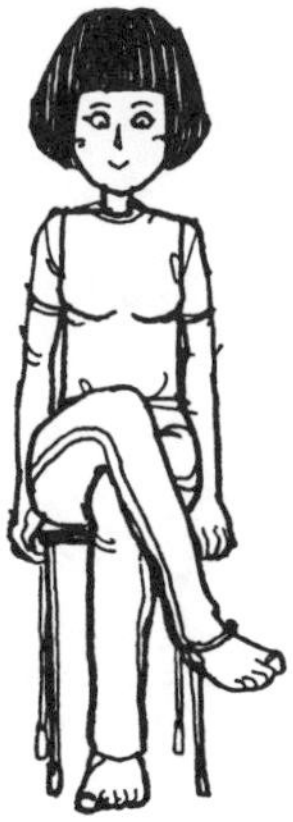

③不一定

17. **睡覺時？**

①向右側臥（右邊在下）

②向左側臥（左邊在下）

③不一定

18. **從仰臥的狀態爬起來時？**

①從左半身起來，右腳踏出

②從右半身起來，左腳踏出

③不一定

19. **肚臍的位置、下腹的大小？**

①靠右、右下腹大

②靠左、左下腹大

③不一定

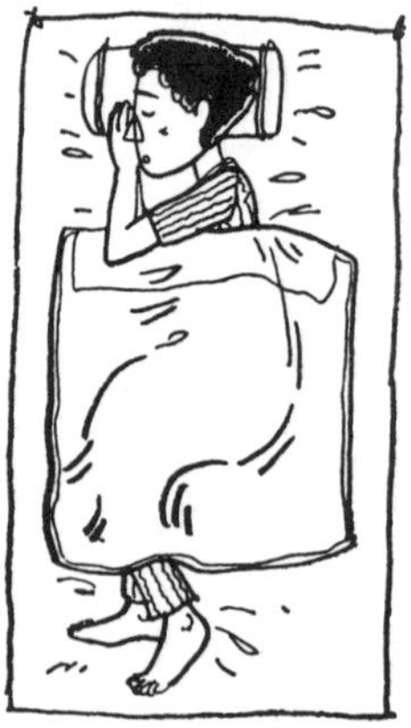

20. **鞋底的磨損程度？**
①左外側磨損較多
②右外側磨損較多
③不一定

21. **香港腳、凍傷？**
①右腳比左腳嚴重
②左腳比右腳嚴重
③不一定

22. **使用鞋拔時？**
①從左內側（右外側）拉
②從右內側（左外側）拉
③不一定

23. **膝關節痛是？**

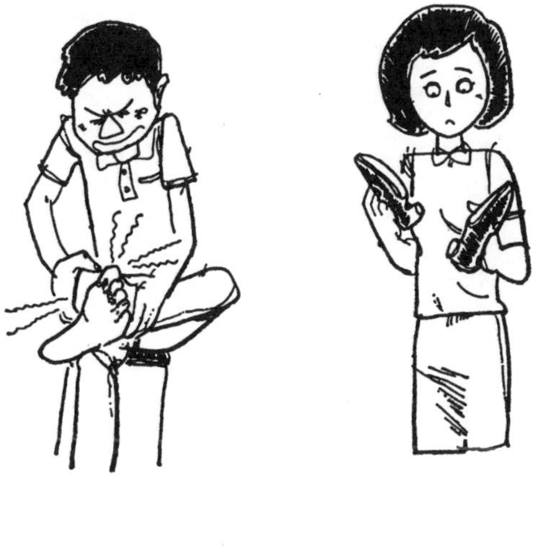

①左膝痛
②右膝痛
③不一定

24. **跌倒、挫傷時受傷的腳是？**
①大概是左腳
②大概是右腳
③不一定

25. **穿脫外套時？**
①先穿右手，先脫左手
②先穿左手，先脫右手
③不一定

26. **穿脫褲子、裙子時？**
①左腳先穿、右腳脫

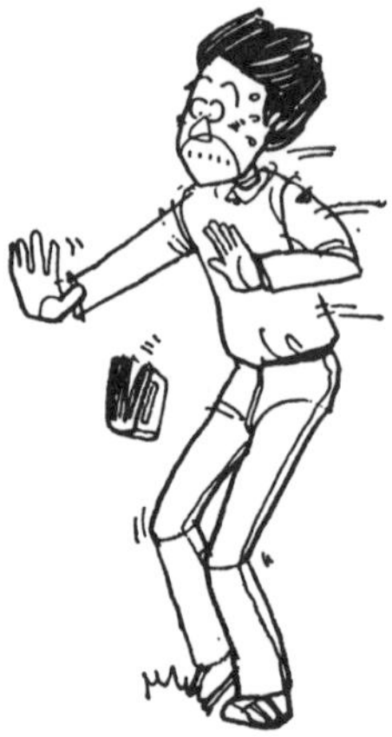

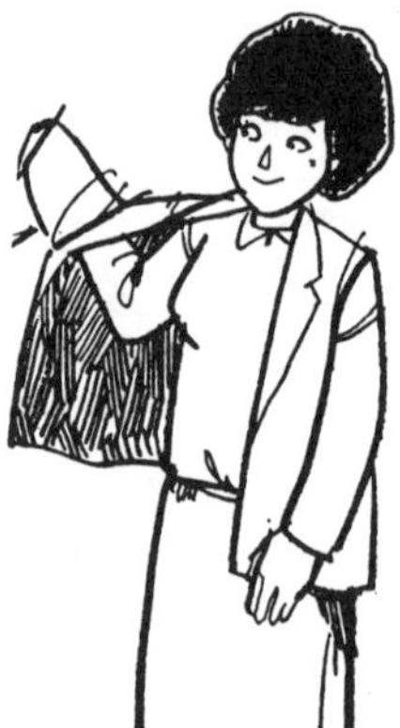

②右腳先穿、左腳脫

③不一定

自我診斷

如果①有十五個以上，就是左腳長的L型。

如果②有十五個以上，就是右腳長的R型。

如果③有十五個以上，或①②都不到十個，可視為S型。

此外，如前章所述，肩膀痠痛、偏頭痛如果是L型，出現在身體的右側；如果是R型，出現在左側，兩者方向正好相反。而且，消化系統、婦科、泌尿器系統的疾病多為L型；呼吸系統、循環系統的疾病多為R型。

你是否已經了解自己體型的特徵呢？以下進一步介紹在家裡也能實施健康管理的矯正動作和運動。

矯正動作是為了矯正發育不正的骨骼與肌肉，使其正常發育。基本上是把因髖關節歪斜而變長那隻腳的大腿向內側、短的大腿向外側調整，來維持左右腳長度的均衡，目的是為了把骨盆變成水平，恢復脊椎的正常生理性彎曲，恢復健康。

因宿疾而苦惱的人，為孩子虛弱體質而煩惱的人，礒谷居家矯正法效果非常顯著。不僅如此，站在預防醫學的角度來看，健康的人也可以實行。另外對老人來說，在預防老人病、排除老人癡呆症等問題，也效果卓著，因此請務必實際做看看。

矯正動作的解說會搭配圖解，可請人協助，不要急，慢慢來。

2 礒谷居家矯正法

居家矯正法〈1〉——髖關節、骨盆、脊椎

✣膝部屈伸運動

①坐在地板上，雙腳向前伸，用寬度五公分的繩子或帶子，綁住雙膝近大腿的部分。繩子或帶子使用不滑的棉製品較好，雙膝併攏，用寬五公分的帶子（可用市售衣服的襯裡布來製作），長度和自己身高一樣。

②伸直仰臥，在腳短的那一邊臀部（L型左腳長的人是右側臀部，R型右腳長的人是左側臀部），以捲起直徑五公分左右的毛巾塞進去。

③然後彎曲雙膝，從膝到腳尖保持左右平行，以雙手環抱。

如此一來，短的那隻腳的膝蓋因為抵住毛巾，會向前三～五公分。

④不清楚自己腳長短的人或S型的人，不必塞入毛巾，雙膝不要前往錯開，

左右對齊（參照第93頁圖）。

⑤接下來使雙膝併攏位於正中線，亦即脊椎的正上方，兩肘彎曲把膝拉向胸前。拉的時候可前後搖擺，拉直脊椎，同時把頸部向前伸，靠近膝蓋。這個動作可重覆三十～一百下。

■要點

剛開始可能不習慣，由於脊椎扭曲或全身扭曲，做起來較困難，可前後擺動，利用後座力，儘量使雙膝靠近胸部。

持續練習數天後，就能逐漸彎曲，使雙膝蓋可觸碰到下顎或額頭。

此外，身體僵硬或胖的人，在習慣之前，可用雙手抱膝拉向胸前，不要勉強，或讓別人協助推你的臀部，慢慢來使膝蓋碰到下顎。

胖的人因腹部脂肪會妨礙，因此不可突然彎曲身體，否則可能會傷到肋骨，不要勉強，每天一點一點練習，贅肉自然就會消除。

如果感到不舒服，脊椎僵硬很難碰到下顎，重覆多做幾次就會容易多了。

居家矯正法〈1〉——矯正髖關節、骨盆、脊椎
L型（左腳長的人）

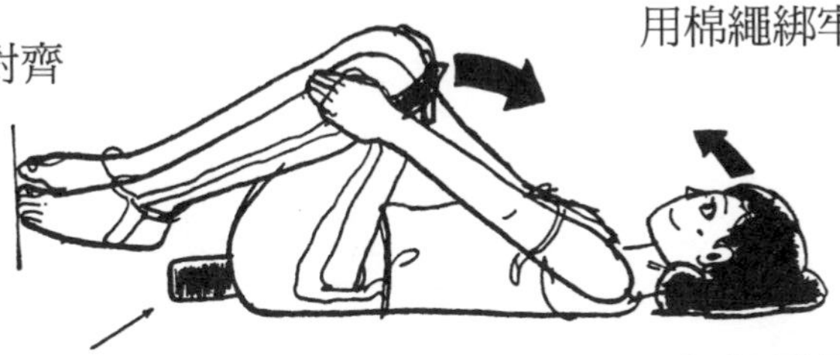

用棉繩綁牢雙膝
把毛巾捲成直徑五公分，塞到腳短側的臀部下方
（L型把毛巾塞入右臀部下方，
使右腳能和左腳長度對齊）

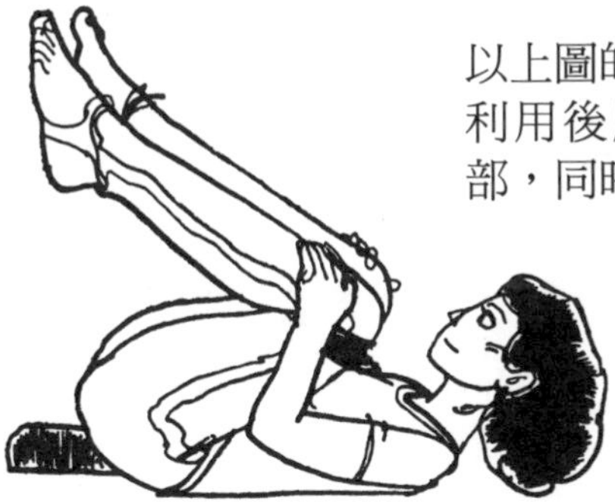
以上圖的姿勢，前後擺動，
利用後座力使雙膝靠近胸
部，同時把頸部向前伸。
（這個動作重覆做
三十～一百下）

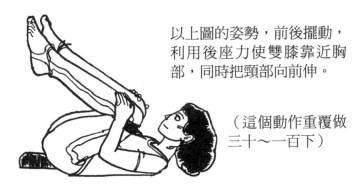

■效果

疲勞時做這種矯正運動，可使脊椎恢復正常生理曲線，因此能快速消除疲勞。

每晚就寢前，可在地板上做這種運動，上床時綁住雙膝上下側、腳踝等三處，訓練仰臥睡覺，如此腳部血液循環就會變好，連腳尖都會感到暖和，而且可維持脊椎的正常生理曲線，根本治癒虛寒症等。

這種矯正法不僅可矯正髖關節、骨盆、腰椎、胸椎、頸椎等骨骼，也有伸展背面肌肉群的作用，對腰痛有特效。

另外，對打嗝或肋間神經痛也有效。

居家矯正法〈1〉——矯正髖關節、骨盆、脊椎

S型（L型與R型交互發生）

臀部不必塞毛巾，
雙膝對齊、彎曲

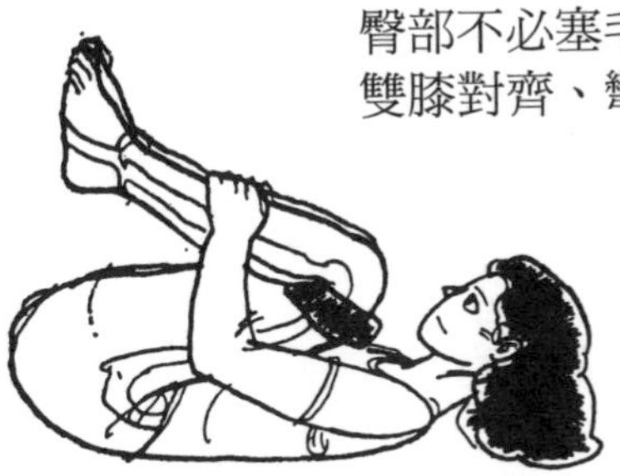

較胖的人可請人協助

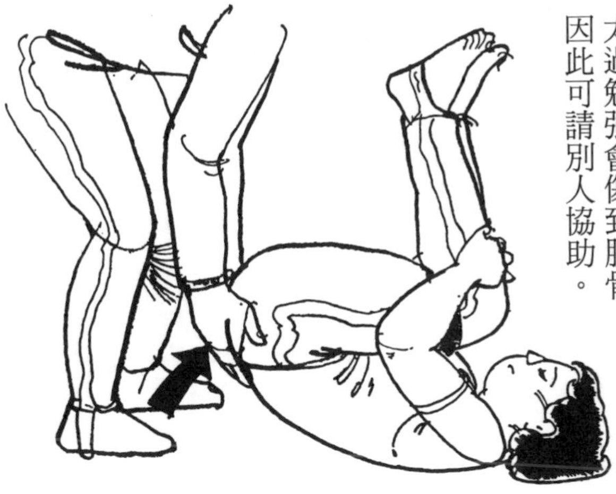

太過勉強會傷到肋骨，
因此可請別人協助。

居家矯正法〈2〉——腰椎、胸椎、頸椎

✣利用「腰枕」矯正脊椎

練習了前面的脊椎、髖關節矯正運動，接下來是使用腰枕來矯正脊椎的腰椎、胸椎、頸椎。

此時使用的腰枕，除了可購買「礒谷療法枕」，也可任選下列的替代品：

Ⓐ把棉布捲緊成直徑五～十公分、長三十公分左右，或用毛巾布包裹而成，捲成枕頭狀。

Ⓑ用大浴巾捲緊，綁成枕頭狀。

Ⓒ椅墊對折而成。

以下依序說明矯正法：

①用帶子綁住膝上、膝下、腳踝等三處，身體仰臥伸直，然後豎起雙膝，腰向上提，在第二、三腰椎處（骨盆上側、肚臍背面附近，參照第19頁圖）墊一個

居家矯正法〈2〉——矯正腰椎、胸椎、頸椎

利用腰枕（L、R、S型均通用）

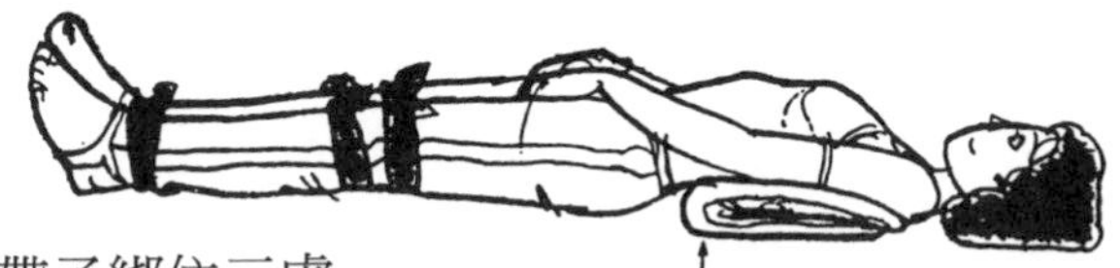

用帶子綁住三處

把腰枕放在肚臍正下方

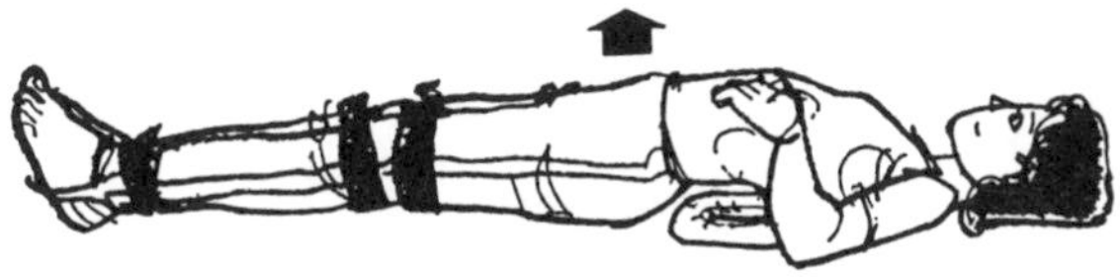

提起腰，不要把體重放在腰枕上
（保持提腰的狀態五～十五分鐘）

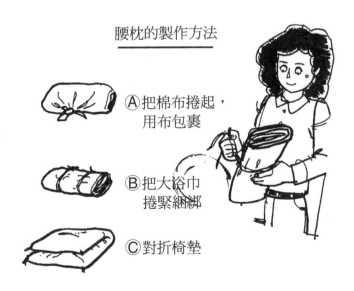

腰枕的製作方法

Ⓐ把棉布捲起，
用布包裹

Ⓑ把大浴巾
捲緊細綁

Ⓒ對折椅墊

自製的枕頭（腰枕）。

②雙腳伸直，手臂沿著身體的兩側伸直，手掌向上，置於大腿旁，頭部不要用枕，在腹部放腰枕，提起腰，注意體重不要放在腰枕上，挺胸用雙肩抵住地板提腰。

③靜靜保持這種姿勢五～十五分鐘。

④剛開始提腰的時間如果太長，腰會痛，所以開始先做二～三分鐘，等到慢慢習慣，一次最久不超過十五分鐘。

⑤取掉腰枕，先慢慢豎起雙膝，把腰緩向上提起，從側面取掉腰枕，然後身體保持伸直仰臥的姿勢，休息二～三分鐘再起身。

■效果

①提腰，腰椎變成前彎，使腰部伸展，改變姿勢。

②以脊椎、髖關節的矯正動作，矯正脊椎的左右彎曲，以腰枕矯正脊椎的前後彎曲，恢復脊椎的正常生理性曲線。在睡前實施這種矯正動作，可幫助熟睡。

■要點

①提腰的時候，腰部儘量抬起，使體重不要放在腰枕上。

②仰臥的時候，注意身體中線呈筆直，而且在抵住或取掉腰枕之後，把腰向上提起，腰不可左右移動。

③一開始，腰伸直會感到疼痛，無法持續太久，但習慣以後就輕鬆多了，而且容易入睡。但切勿抵住腰枕超過十五分鐘，否則會產生反效果。

④即使腰痛也要忍耐，把腰提起，取出腰枕。如果自己提不起腰，可請別人幫忙，慢慢取出腰枕，然後仰臥，直到腰痛完全消失為止，充分休息再起身。

⑤抵住腰枕時，如果突然有人來訪或電話響，千萬不可立即爬起來。因為這樣可能會引起劇烈的腰痛。可以事先告知家人，拜託代為處理，或不接電話，在輕鬆的心情下練習。

⑥身體下方不可用鬆軟的墊被，可以鋪薄墊被，但不能太軟。也可在榻榻米上鋪一張毯子。

⑦居家矯正法〈1〉、〈2〉，一天可實施數次，但注意絕不可勉強。次數少、每天持續做，才符合本矯正法原來目的，而且最重要的是養成睡前一定實施的習慣。

居家矯正法〈3〉——矯正肌肉的偏移

矯正肌肉的偏移

在前節已說明髖關節、骨盆、脊椎的居家矯正法，但這樣還不夠。因為體型不只受到骨骼的決定，因此連接肌腱的肌肉，也扮演重要角色。如第2章所述，多數整脊療法只注重脊椎骨，而忽略髖關節或骨盆，同樣地也忽略了肌肉。

亦即整脊療法只矯正脊椎骨，而不矯正驅動脊椎骨的肌肉，如此一來，即使脊椎骨已矯正，也會因肌肉而立即恢復原狀。也就是因為未矯正髖關節或骨盆，那麼從治療台下來的時候，站在地上就會恢復原狀。人體之所以能動，都是肌肉的作用，而且幾乎所有人自出生以來，一直重覆偏左或偏右的行動，因此，肌肉的發達當然也有偏差，可說是肌肉已養成各種習慣。

居家矯正法〈3〉——矯正肌肉的偏移

L型（左腳長）的情形
……如下圖所示，把左腳向左斜後方拉

Ⓐ雙腳在後，把胸向前挺出
Ⓑ臀部向後突出
保持ⒶⒷ的狀態彎曲膝部
↑以指尖抵住牆壁

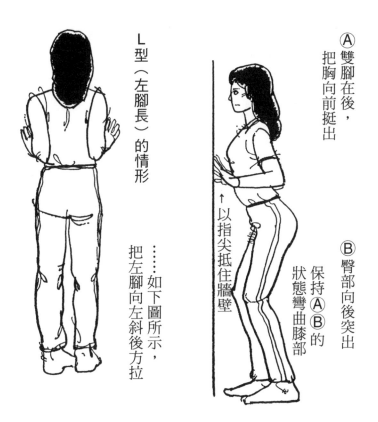

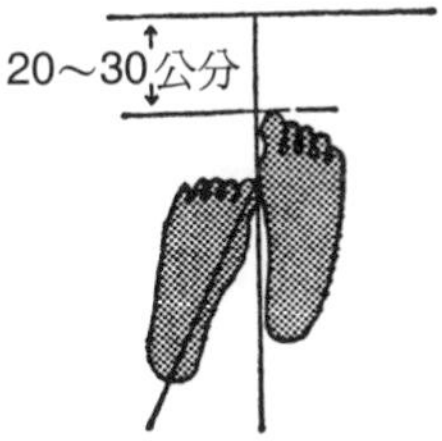

L型容易罹患的疾病

- 消化器官疾病
- 泌尿器官疾病
- 生殖器官疾病

「礒谷療法」重視此一問題，和髖關節、骨盆、脊椎的矯正並行，同時矯正肌肉，如此才能塑造健康身體。以下就來說明礒谷式肌肉矯正法。首先介紹L型左右腳長度對齊的肌肉矯正。

腳長度對齊的肌肉矯正法

①如99頁，面向牆壁站立，右腳尖的位置離牆壁20～30公分，左腳在後距離右腳姆指五公分左右，如圖所示的角度（R型則是右腳在後）。

②雙手手肘呈直角彎曲，指尖稍微觸碰牆壁，雙肩盡可能向後拉（背後的兩肩胛骨互相靠近的感覺）。

③挺胸並靠向牆壁，臀部向後突出，採取「雞胸」的姿勢，雙眼看向正面稍高處，頸部伸直。

④注意保持這種姿勢，固定，然後彎曲雙膝，向下蹲。

⑤腳跟在彎膝時向上抬高，伸直時放下。

⑥彎膝的角度與次數，一開始些許即可，漸漸訓練蹲更深，次數變多。最理

想的是臀部可觸及腳跟，不過因人而異，不要太勉強，但膝的角度至少要彎曲呈直角。

⑦彎膝再伸直為一次，一開始練習如果感到疲勞，可以休息，但要逐漸增加次數，練習可做五百次。一天做三次以上，合計至少做二千次，身體就會如長翅膀般輕盈。

⑧膝蓋屈伸的速度，一開始先慢慢做讓膝蓋或肌肉適應，漸漸習慣就可稍微加快。

■效果

①矯正左右腳的長短，以正確的角度來促進肌肉的生長。由於在屈伸膝或腳踝關節時，也屈伸髖關節，故能夠調整左右腳角度的均衡，而能恢復脊椎的正常生理性曲線。

②由於可以預防腳部肌肉的老化、促進血液循環，故可保持年輕，同時也能訓練心臟，使心悸或氣喘、站立暈眩等症狀消失。

■要點

①儀谷式矯正運動，最重要的是腳部位置。

L型左腳長的情形——面向牆壁站立，右腳筆直朝向正面，左腳拉到約距離左腳拇趾五公分後方，左腳拇趾尖靠近右腳，腳跟向左外方展開約五公分。

R型右腳長的情形——這種情形和L型完全相反。

S型（L、R型交互發生的情形）或左右腳保持均衡的情形——不必拉腳，雙腳趾正確對齊，雙腳跟平均展開五公分。亦即，雙腳正面對齊站立，左右兩腳跟平均打開。

②屈伸雙膝，髖關節、膝蓋、腳踝可能會發生「啵、啵」聲，不要擔心。

③一開始不要勉強做太多下，配合體力，輕鬆地做幾下算幾下。

④不時確認腳的位置、角度，不要做錯。

⑤一開始做這種矯正運動，可能會引起肌肉痛，但不必擔心。

⑥在膝部屈伸運動中，如果膝蓋疼痛，就把痛的那腳稍比另一隻腳向後拉，

居家矯正法〈3〉——矯正肌肉的偏移

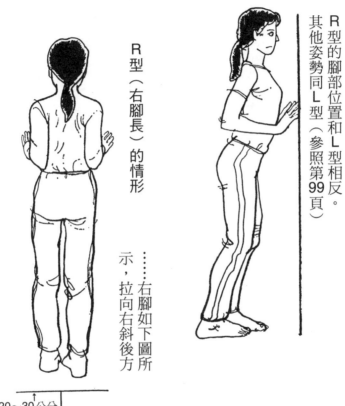

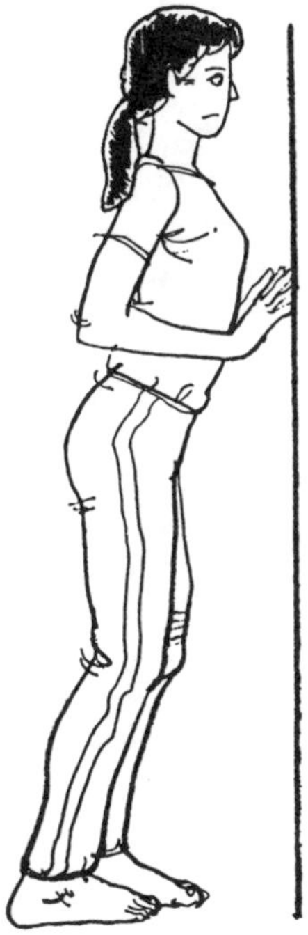

R型的腳部位置和L型相反。其他姿勢同L型（參照第99頁）

R型（右腳長）的情形

……右腳如下圖所示，拉向右斜後方

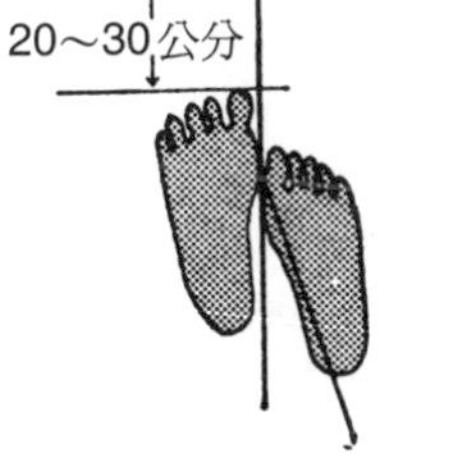

R型容易罹患的疾病

- 呼吸器官疾病
- 循環器官疾病

居家矯正法〈3〉——矯正肌肉的偏移

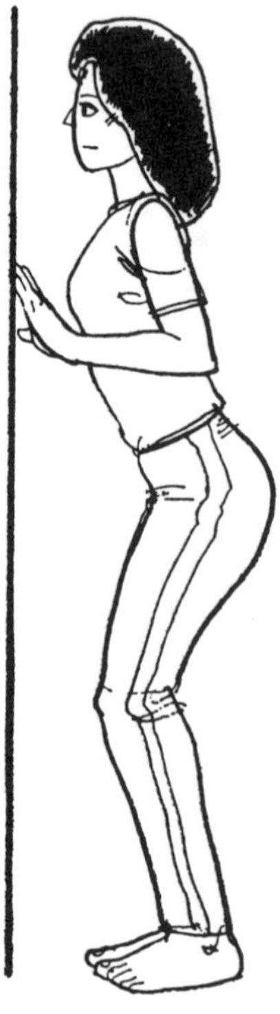

S型的情形，和L型、R型不同，不必拉腳，而是雙腳尖對齊，兩腳跟分開

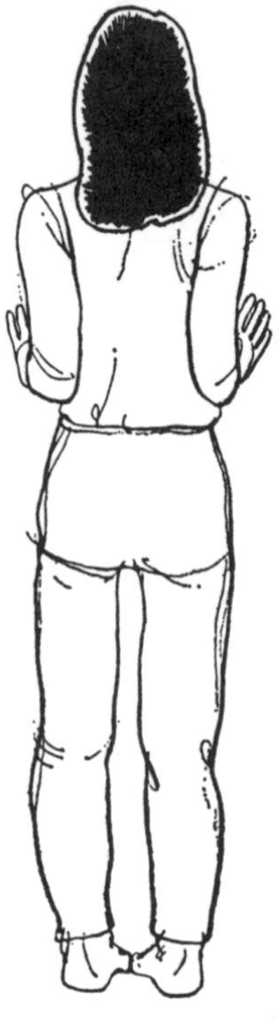

S型（L型、R型交互發生）的情形

……兩腳尖對齊，如下圖所示張開

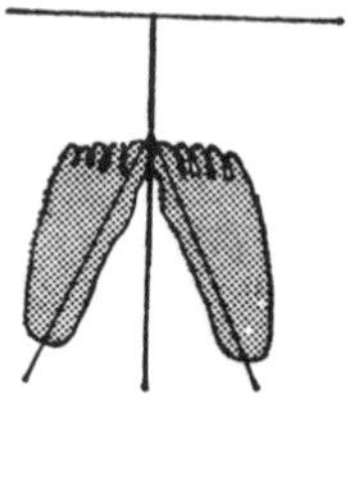

S型的注意事項

因為L型、R型的疾病都可能罹患，所以必須採取左右均衡的日常動作

或是調整腳跟張開的角度。

⑦在膝部屈伸運動中，如果手臂或手指感到疲倦、麻痺，或肩膀痠痛、頭痛，是因雙肩向前突出的姿勢不正，因此可把雙肩再向後拉、挺胸，以正確的姿勢再繼續做。

⑧如果因中風、小兒麻痺等，單腳使不上力，可以用綁帶輕輕綁住雙膝上方固定。

3 矯正日常生活的動作，身體不再虛弱

提高礒谷居家矯正法的效果

實施前面的礒谷式居家矯正法，確實可期待驚奇的效果，不過如果你的日常生活動作依然不正確，那這種矯正動作的效果就會減半。

因此，那些有宿疾煩惱或虛弱體質的人，要注意平時動作、在不知不覺中矯正的方法，由於東方人有百分之八十是屬於L型（左腳長），因此以下就以L型為例來說明矯正動作，希望各位能參照圖解正確實施。

此外，R型（右腳長）的情形和L型完全相反，因此R型的右，在L型就變成左。至於S型，則以第2節的居家矯正法為主。

矯正日常生活的動作〈1〉

如108頁。

●睡覺

如108頁圖，以下皆以L型為準。以綁帶綁住膝上、膝下、腳踝三處，仰臥時，以身體的正中線（二等分線）為中心，直到腳尖，以左右對稱的正確姿勢筆直睡覺。此外，用綁帶綑綁，膝的上下綁二圈、腳踝綁三圈，一定要綁緊，使膝頭與膝頭觸碰會感到痛，否則就無效。不過剛開始實施這種療法，若電話鈴響，有時會忘記腳被綁住，急忙從床上起來而跌倒，因此請提醒自己。

●側臥睡

面向左右任何一側均可，不過還是要綑綁腳部三處，注意腿部向身體前方突出，臀部向後方伸，睡的時候腰部伸直，如108頁圖。

●起身

向左側仰起上身，雙腳向左側彎曲。

矯正日常生活的動作〈1〉
L型（左腳長）的情形

● 側臥睡

面向左右任何一方均可

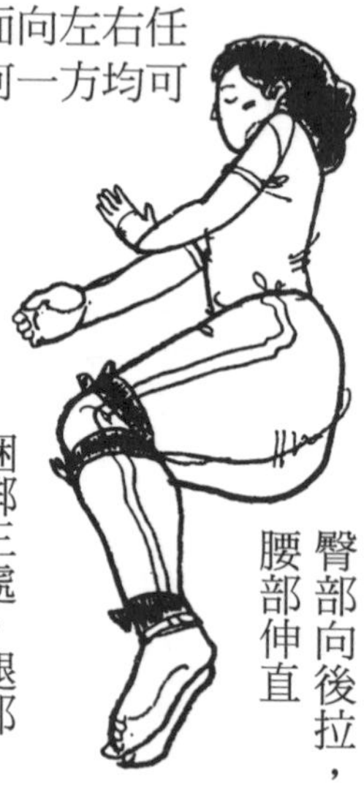

臀部向後拉，腰部伸直

綑綁三處，腿部向前躺好

● 睡覺

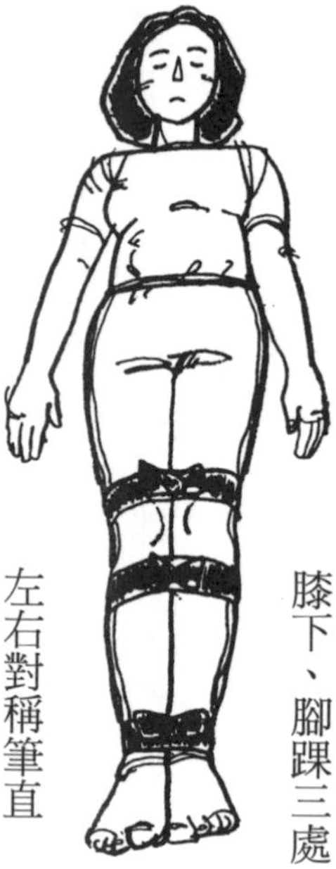

用綁帶綁住膝上、膝下、腳踝三處

左右對稱筆直仰臥睡覺

● 起身

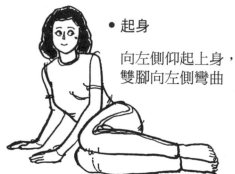

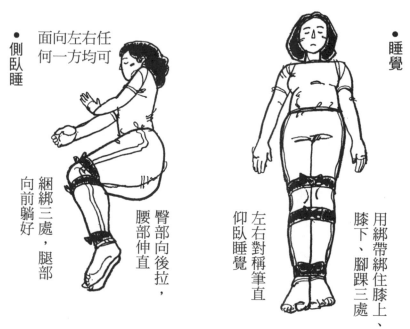

向左側仰起上身，
雙腳向左側彎曲

矯正日常生活的動作〈2〉

如110頁。

●跪坐

如下述的ⒶⒷⒸ，均是上半身的尾骨向後方突，肚臍向左斜方靠近左大腿內，骨盆也稍向左，右肩向後拉，一定要挺胸。

保持這種基本姿勢，在下列ⒶⒷⒸ中選擇適合自己的矯正法：

Ⓐ左膝向後拉三公分，腳尖不重疊，平行對齊坐下。

Ⓑ左膝向後拉三公分，右腳跟在臀部下，左腳跟稍挪向左側坐下。

Ⓒ雙膝對齊，把三分之一右腳尖放在左腳尖上方，臀部平均壓在左右腳坐下。

有些人喜歡盤腿坐、側坐、單腳跪坐，這些姿勢對髖關節都有不良影響，因此不值得鼓勵。儘管如此，一日同一個姿勢坐久會麻痺，就想改變姿勢，因此以

矯正日常生活的動作〈2〉

L型（左腳長）的情形

• 跪坐

Ⓑ左膝向後拉三公分，腳尖不重疊，平行對齊坐下

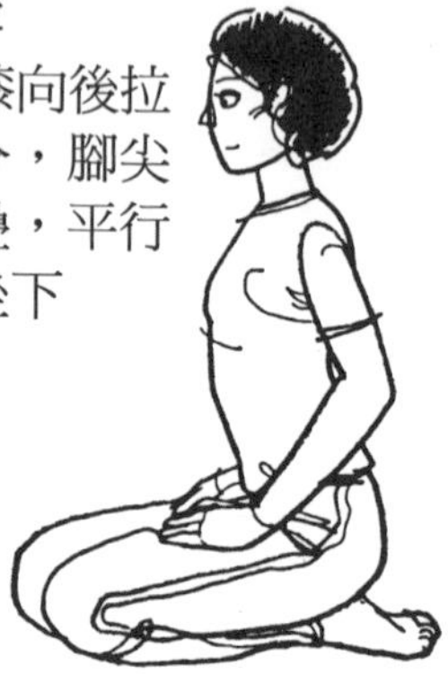

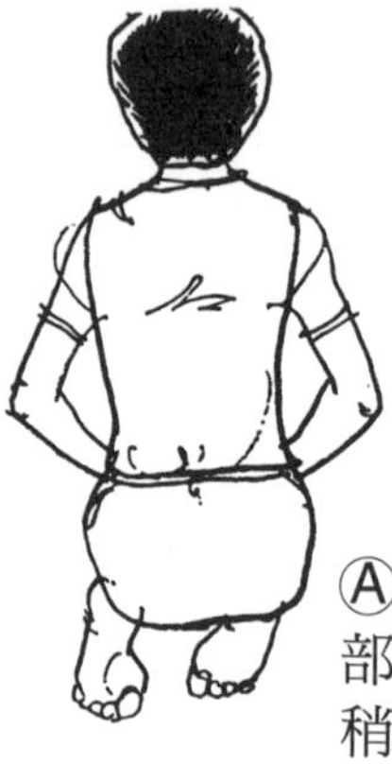

任選ⒶⒷⒸ一種適合自己的方式

Ⓐ右腳跟在臀部下，左腳跟稍挪向左側坐下，如圖

• 盤腿

把左腳盤在右腳下，重心擺在臀部的左側

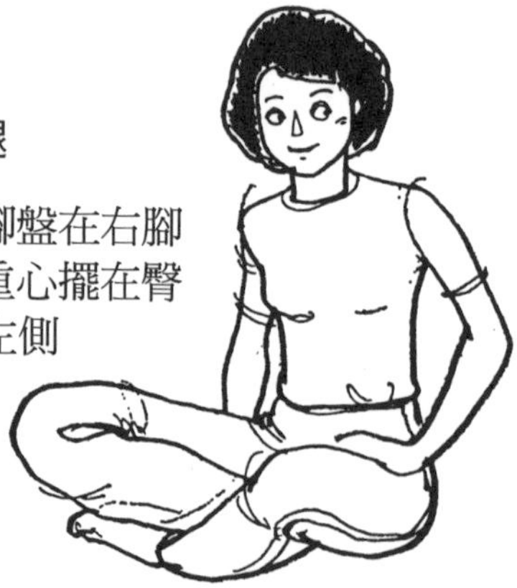

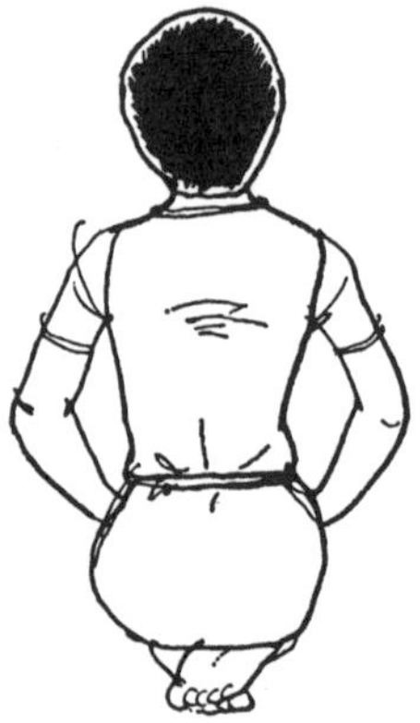

Ⓒ雙膝對齊，把三分之一右腳尖放在左腳尖上方，坐的時候臀部平均壓在左右腳

下就介紹盤腿或側坐動作的問題點，以及如何加以運用成為一種矯正方法。

●盤腿

雙腳盤起的時候，位於上側的腳極端向外張開變長，使腰椎後彎，因此成為頭痛、肩膀痠痛、腰痛的原因。盤腿坐要和平時習慣相反，把長的那隻腳盤在短的那隻腳，身體重心擺在腳長側的臀部。

矯正日常生活的動作〈3〉

如112頁圖。

●側坐

腳向外展開，此時會引起脊椎骨的側彎與後彎，是造成肩膀痠痛或腰痛的原因。側坐時，雙腳尖伸向腳長的一方，亦即L型，伸向左側，伸展腳尖。

矯正日常生活的動作〈3〉
L型（左腳長）的情形

● 單腳跪坐A

把右腳放在臀部下方、豎起左膝

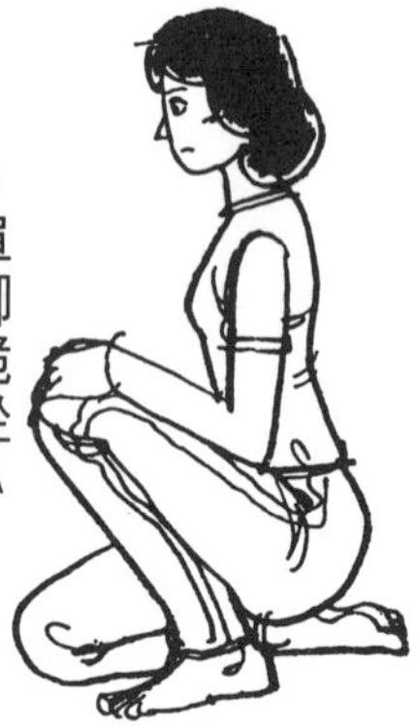

● 側坐

雙膝尖向左側伸出，不彎曲腳踝，伸展腳尖

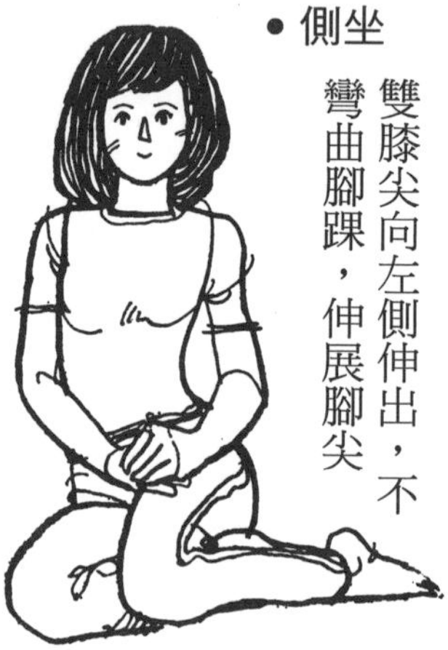

● 單腳跪坐B

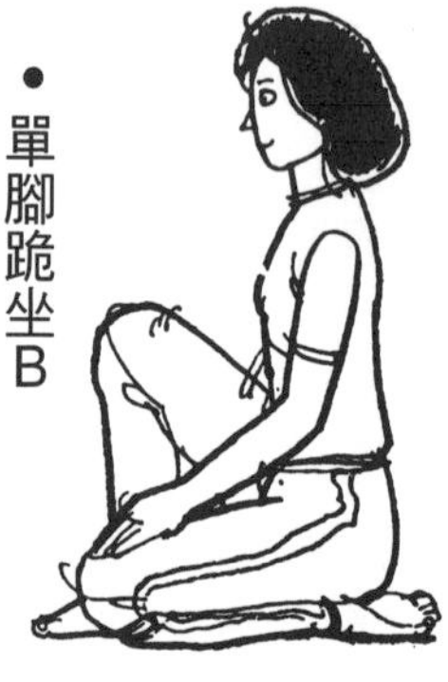

如果豎起右膝，就把右腳尖向前伸到左膝的尖端，肚臍則向左大腿內側

●改變坐姿方向

以坐姿的狀態，雙膝不要分開，向左轉

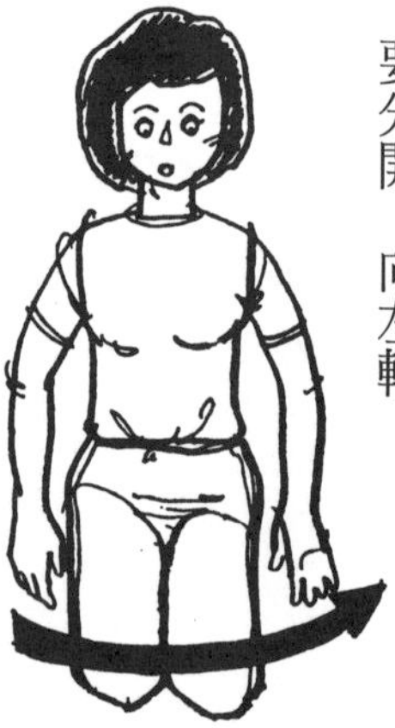

●單腳跪坐

如果因工作的習慣等，長時間保持這種跪坐姿勢，會將脊椎固定，變得異常彎曲，造成背部疼痛、腰痛。若必須單腳跪坐，如果是L型，就把右腳放在臀部下方、豎起左膝。如果豎起右膝，就把右腳尖向前伸到左膝的尖端，肚臍朝向左大腿內側。

●改變坐姿方向

以坐姿的狀態，雙膝不要分開，由左膝向後拉，轉向左。

側坐、單腳跪坐、改變坐姿方向，這三種是日常生活中應量避免的動作。不過，如果用於矯正動作，就是「毒變成藥」，希望各位善加活用。

矯正日常生活的動作〈4〉

如114頁。

矯正日常生活的動作〈4〉

L型（左腳長）的情形

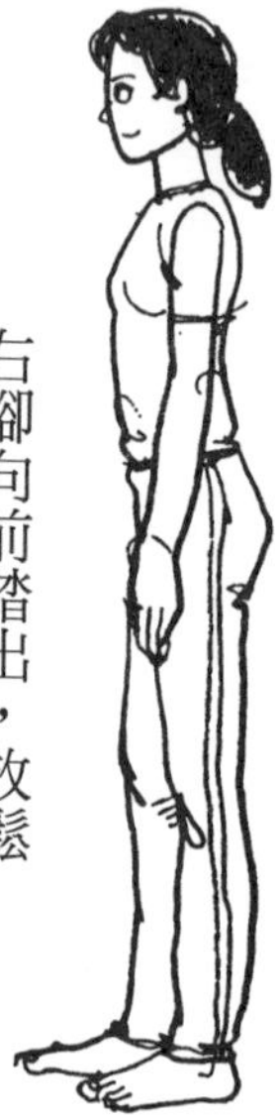

•站立

把三分之二體重擺在左腳的腳跟

右腳向前踏出，放鬆膝蓋，左腳伸直

•站起、坐下

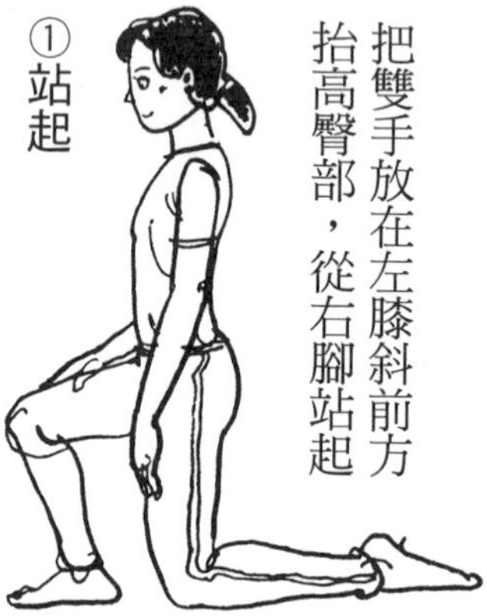

①站起

把雙手放在左膝斜前方抬高臀部，從右腳站起

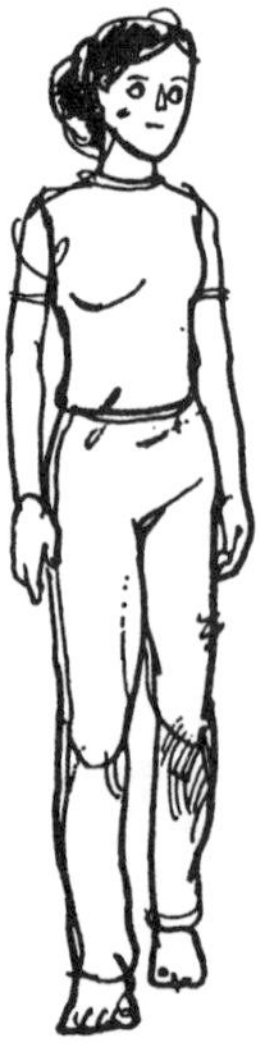

•踏出步伐

前進時，右腳起動；後退時，左腳起動

②坐下

雙腳平行，左腳向後拉約右腳的一半，腳尖不動，雙膝同時著地坐下

●站立時

①右腳稍向前踏出，放鬆膝蓋，左腳伸直，骨盆稍向左扭擰，左臀部向後突出，把三分之二體重擺在左腳的腳跟。

②如果感到疲倦，就把體重平均放在左右腳上，等疲勞消失，再把體重移到左腳。

●站起、坐下

①跪坐姿勢站起：

・右腳起動。

・或是把雙手放在左膝斜前方，抬高大腿，右腳起動。

②從站立位置坐下：

・雙腳保持平行，左腳向後拉約右腳掌的一半，腳尖不動，雙膝併攏朝正面，雙膝靠攏坐下。

矯正日常生活的動作〈5〉

L型（左腳長）的情形

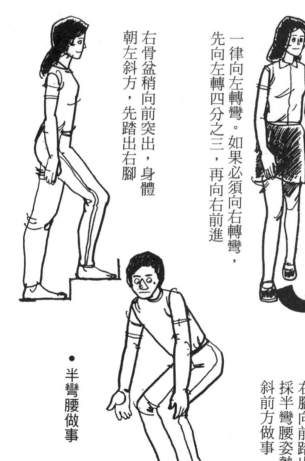

● 步行中轉彎

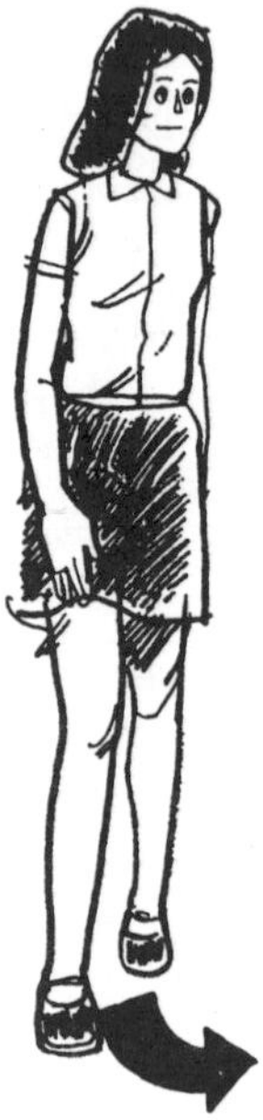

一律向左轉彎。如果必須向右轉彎，先向左轉四分之三，再向右前進

向左轉四分之三

● 上下樓梯

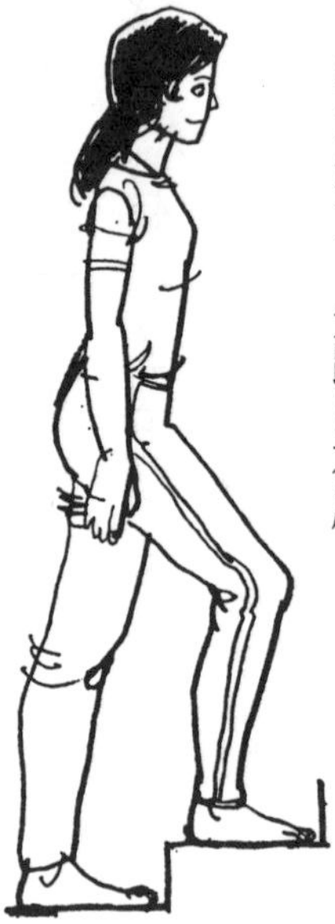

右骨盆稍向前突出，身體朝左斜方，先踏出右腳

● 半彎腰做事

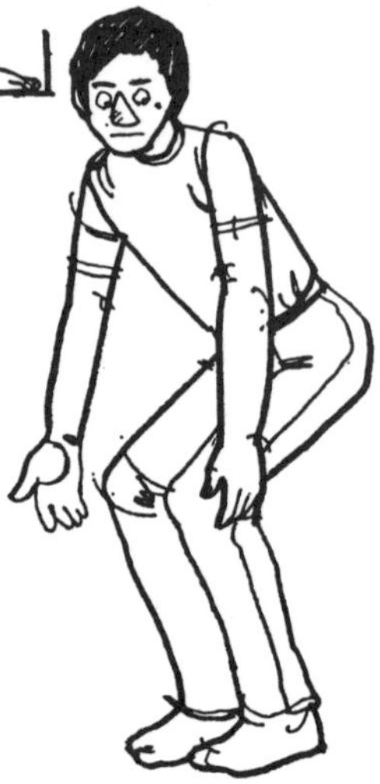

右腳向前踏出半步，採半彎腰姿勢，朝左斜前方做事

・坐好以後，可把雙手放在左斜前方。

●**踏出步伐**

前進時，右腳起動；後退時，左腳起動。

●**步行**

骨盆右側稍向前突出，身體稍向左斜方，不管腳尖，右腳稍跨大步走。

矯正日常生活的動作〈5〉

如116頁。

●**步行中轉彎**

一律向左轉彎。走在路上遇到要向右轉彎的時候，先向左轉四分之三，然後再向右轉彎。如果不小心直接向右轉彎，當場立即向左轉兩、三次來矯正。在人

矯正日常生活的動作〈6〉
L型（左腳長）的情形

• 坐椅子

把腳跟伸出膝的左外側，左大腿向內側靠

如果長時間在車上或讀書，可用綁帶綁住膝上方

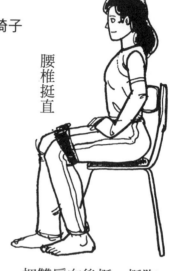

腰椎挺直

在腰與椅背之間墊一個靠枕

• 面向桌子，坐在椅子上

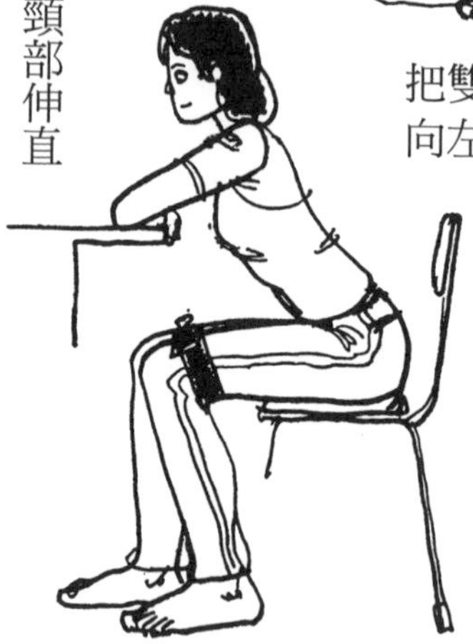

頸部伸直

把雙肩向後挺、挺胸，向左斜前方面對桌子

肚臍朝向左大腿內側，骨盆稍向左

多的地方，這種動作必會引起他人奇異的眼光，但不要在意，因為一切都是為了健康。不過還不習慣時，可能會動作不靈活，注意千萬勿因此而引起交通事故。

●半彎腰做事

右腳向前踏出半步，採半彎腰姿勢，朝左斜前方做事。

●上下樓梯時

以一般步行的要領，右骨盆稍向前突出，身體朝左斜方，上樓梯、下樓梯都要先踏出右腳。

矯正日常生活的動作〈6〉

如118頁。

●坐椅子時

矯正日常生活的動作〈7〉

L型（左腳長）的情形

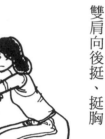

●上廁所（蹲式）

左腳放在右腳後方約二十公分蹲下

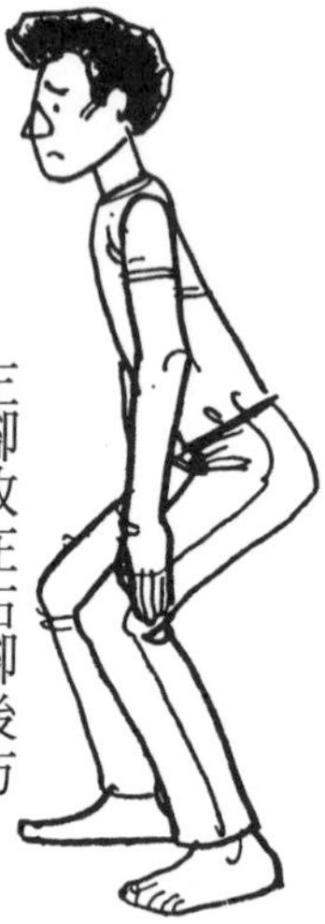

●跪坐、面向桌子

頸部伸直朝向左斜前方

雙肩向後挺、挺胸

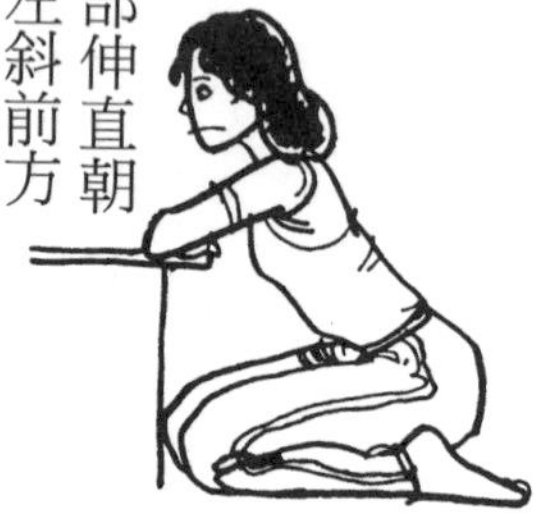

●穿襪子

穿左腳，雙臂在膝蓋左右

穿右腳，雙手同放在兩腿之間

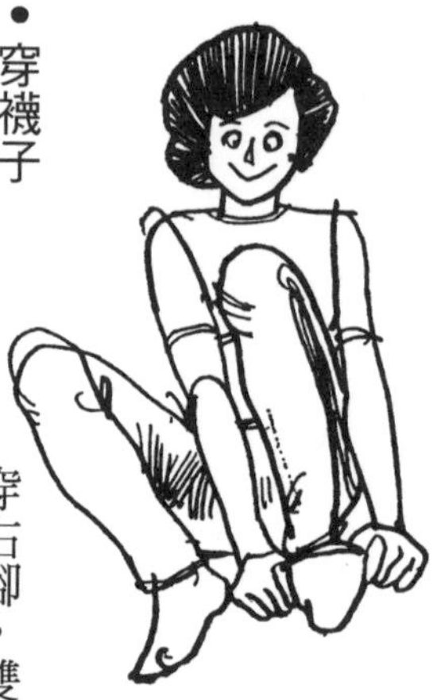

●打掃

右手在上左手在下，由右到左掃

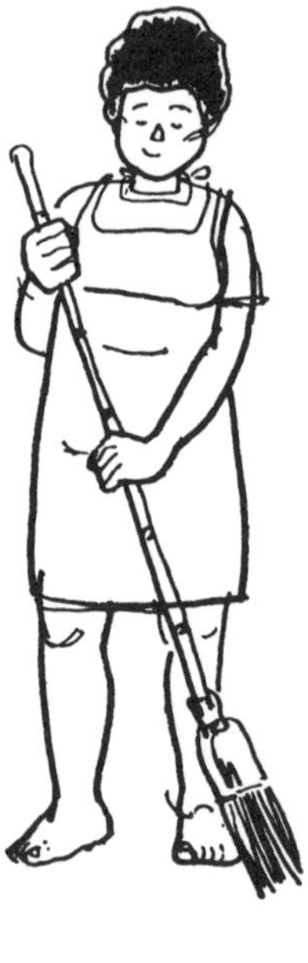

①左腳在右腳後方約一半位置，雙腳放在椅子前，把左臀部向右後方拉並深坐，腰椎前彎，在腰與椅背間墊一個靠枕。
②把左腳跟伸到左外側，左大腿向內靠。
③女性把雙腳均伸向左側，膝以下斜向平行對齊。
④坐椅子最好不要翹腳。
⑤如果長時間坐椅子，可用綁帶綁住膝上方。

●面向桌子，坐在椅子上

①和跪坐一樣，把肚臍朝向左大腿內側，骨盆稍向左，同時雙肩向後挺、挺胸，朝左斜前方面對桌子。
②讀書或寫字，絕不要彎曲頸部，脖子伸直，把整個上身向前傾。椅子盡可能向後拉，並以綁帶綁住膝上方。

矯正日常生活的動作〈7〉

如120頁。

●跪坐面向桌子

①肚臍朝向左大腿內側，骨盆稍朝左，同時雙肩向後挺、挺胸，向左斜前方面對桌子。

②讀書或寫字，絕不要彎曲頸部，脖子伸直，把整個上身向前傾。此時如果上身伸直，雙肘可以放在桌上。

●上廁所（蹲式）

左腳放在右腳後方約二十公分，蹲下，左手使用衛生紙。有時會太專注姿勢而對不準馬桶，請注意。

●穿襪子

臀部坐在地上，腳向前伸出，穿左腳，以雙臂放在膝蓋左右的姿勢來穿；穿右腳，則穿的時候雙手同放在兩腿之間。

●**打掃**

如果使用吸塵器，右手在上左手在下，拿向左斜前方，左腳在前向，進行時要左轉。如果使用掃把，右手在上左手在下握著，從右向左掃，進行時要向左轉。

矯正日常生活的動作〈8〉

如124頁。

●**穿脫褲子、裙子**

均是右腳先穿、左腳先脫。

●**穿脫上衣**

矯正日常生活的動作〈8〉

L型（左腳長）的情形

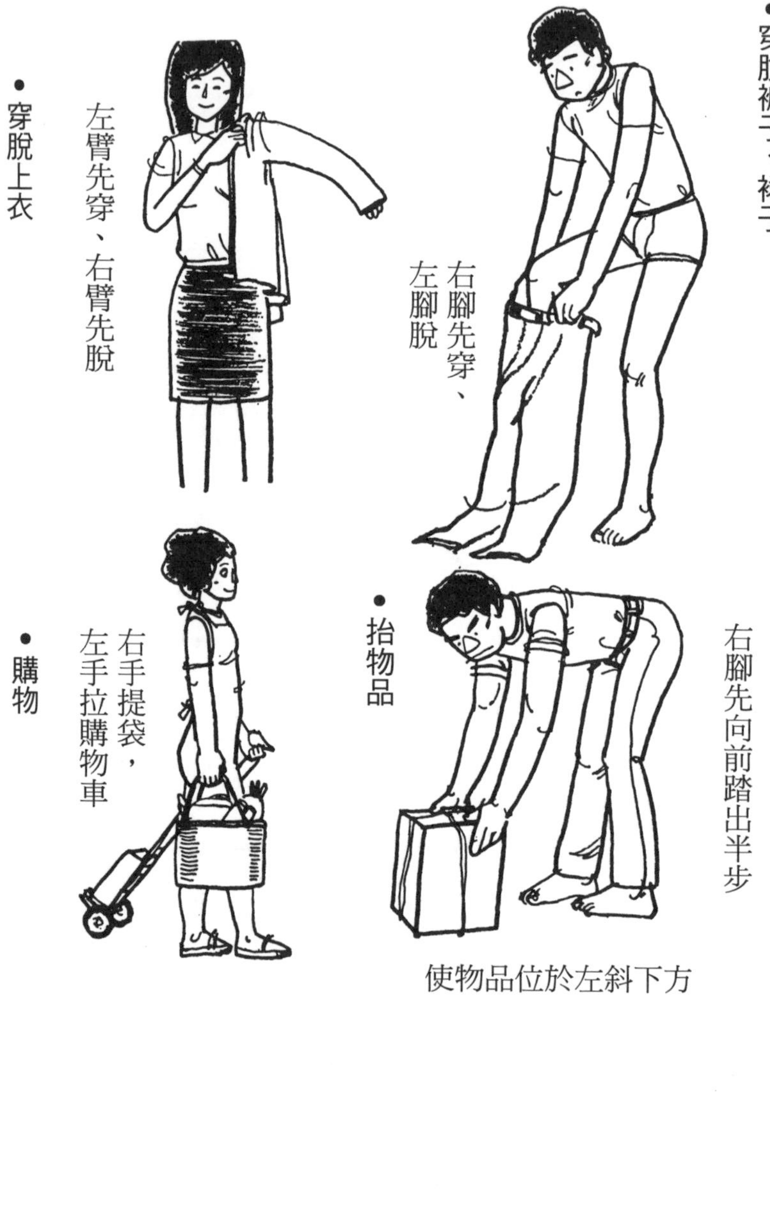
●穿脫上衣
左臂先穿、右臂先脫
●穿脫褲子、裙子
右腳先穿、左腳脫
●購物
右手提袋，左手拉購物車
●抬物品
右腳先向前踏出半步
使物品位於左斜下方

左臂先穿、右臂先脫。

●**購物**

右手提袋，左手拉購物車。雙手卸下物品，右手拿重物，包包掛在右肩。

●**抬物品**

抬物品、行李時，右腳先向前踏出半步，使物品位於左斜下方，重物以雙手一起抬起，輕物可用任何一手來取。

矯正日常生活的動作〈9〉

如126頁。

●**進入浴缸**

①先舉右腳，踏入時要向左轉，做髖關節的矯正動作再坐下。在浴缸中跪

矯正日常生活的動作〈9〉

L型（左腳長）的情形

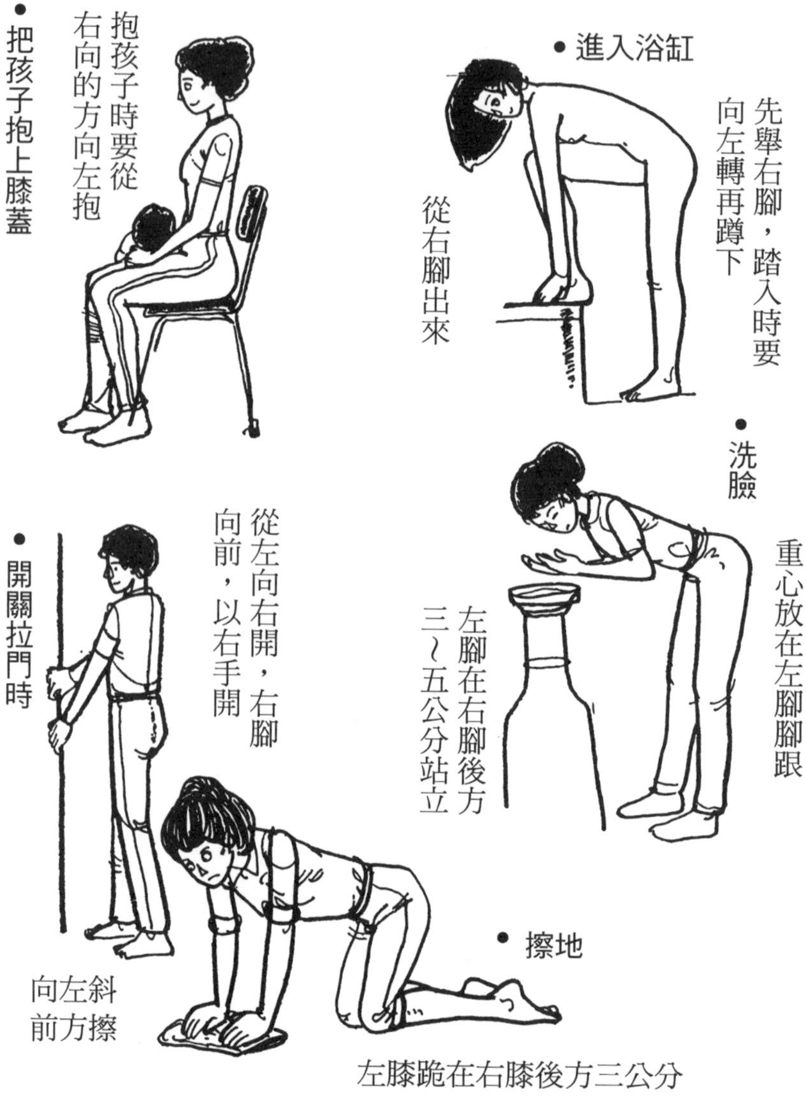
●把孩子抱上膝蓋
抱孩子時要從右向的方向左抱
●進入浴缸
先舉右腳，踏入時要向左轉再蹲下
從右腳出來
●洗臉
重心放在左腳腳跟
左腳在右腳後方三~五公分站立
●開關拉門時
從左向右開，右腳向前，以右手開
●擦地
向左斜前方擦
左膝跪在右膝後方三公分

坐、單腳跪坐或坐下均可。出浴時，也是右腳先出來。

②如果浴缸的邊緣較高，放個墊腳讓右腳踏上去，雙腳先在墊腳上面站齊，再舉右腳進入浴缸。

●洗臉

左腳在右腳後方約三～五公分站立，重心放在左腳腳跟，洗臉台位於左斜前方。

●擦地

左膝跪在右膝三公分後方，向左斜前方擦。擰乾抹布時，水桶要放在左斜前方。

●把孩子抱上膝蓋

從右向左抱孩子，注意伸直腰，以正確坐姿放在膝上。如果抱的時候雙手靠近臀部，腰部會彎曲，這樣不好，所以抱的時候靠大腿中部較好。

●開關拉門

從右向左開時，不必顧忌，但從左向右開時，右腳要在左腳前，左腳向後跨一步，身體、骨盆朝向左斜前方，以右手開。

【註】矯正日常生活的動作，最重要的是姿勢，還有就是絕不要弄錯左、右方向。如果弄錯，不僅毫無效果，反而會引起不良後果。

4 矯正日常生活的一天

從早上睡醒到晚上就寢

正確採用這種礒谷式矯正法矯正日常生活動作，一天的進行狀況會是如何呢？以下就依照時間循序說明。

〈早上睡醒〉

●如果是側臥睡，起床時先調整，改為仰臥的姿勢，停五～十分鐘再起身。
●從腳短那一方仰起上身，然後解開綁在膝蓋、腳踝三處的綁帶。
●正確對齊雙膝，跪坐起來，上身向前彎曲，保持鞠躬姿勢二～三分鐘。即使半睡半醒也能以這個動作矯正髖關節的移位到某種程度。從短的腳（L型的話，則從右腳）站起，如果想要改變身體的方向，就朝向腳長的方向轉。

〈洗臉〉

●雙腳對齊站立，看鏡子裡自己臉的中心線是否傾斜。如果有，表示傾斜那方的腳較長，就把那隻腳向後退半步。

〈上廁所〉

●長的腳，腳尖向後移五～十公分，雙腳尖放在正確對稱的位置，蹲下。如廁，髖關節的角度彎曲較深，因此很容易向不良角度伸展，要多注意。用腳長側的手拿衛生紙。遵守這個習慣，就能預防天氣冷時在廁所引起腦中風。

上完廁所，如果時間允許，可依照矯正法練習膝的屈伸運動。

〈吃早餐〉

●不管跪坐或坐椅子，都要腰部挺直，朝向腳長的一側用餐。

如何轉彎

L型（左腳長）如何向右轉

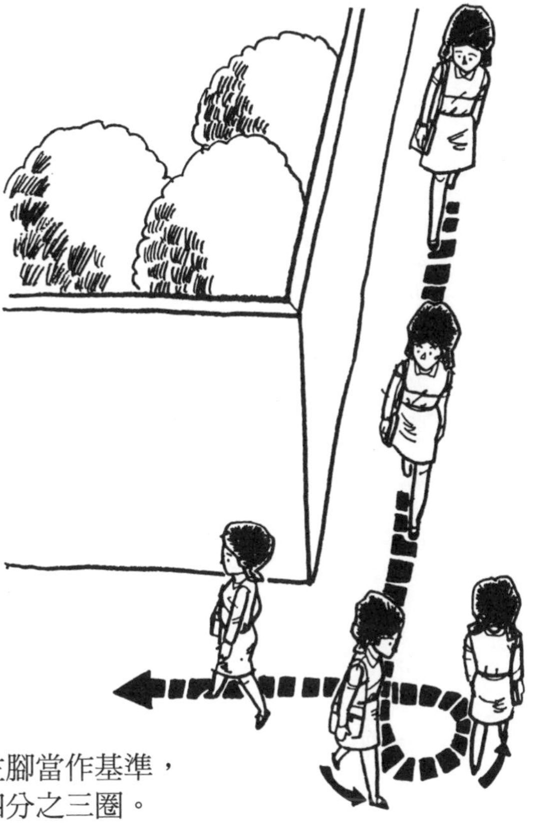

把左腳當作基準，
轉四分之三圈。

●注意平均使用雙側的牙齒來咀嚼食物。如果自然習慣以雙側牙齒平均咀嚼，可減少身體的歪斜。髖關節不均衡，會傾向使用某一側的牙齒咀嚼，因此必須進行髖關節的矯正。

〈通勤〉

●走在路上，長的那隻腳要走在路面較高側。或許你不容易察覺，不過在走路時，高側的腳會內收，低側的腳會外擴。

●到了轉角，必須注意向長腳側轉（以長腳作為基準）。譬如要向右轉彎，右腳長的人可直接轉彎，但左腳長的人要先在轉角停下來，原地向左旋轉四分之三改變方向。如果轉的方向不正確，大腿骨在髖關節處會向外扭一百八十度以上，因此要注意（參照第131頁）。

●上下車站的樓梯，短腳先上，短腳後下。上樓梯的時候，短腳側的腰稍向前突出。

●提行李用腳短側的手。如果雙手都提東西，用腳短側的手提重物。

●上車坐座位的時候，臀部要往後，腰部挺直。

●如果要坐一小時以上，可用空氣枕或衣服抵住腰，挺胸而坐。

●站的時候，短腳側稍向前踏出，把三分之二體重擺在長腳側腳跟。如果感到疲倦，可先把體重平均加在左右腳，等到疲勞消失，再把體重放在長腳側。

〈在公司〉

●如果坐在椅子上，臀部要儘量往後，腰部挺直、挺胸，閱讀或寫字均保持這種姿勢。頸部不要向前彎，以腰部挺直的狀態，髖關節以上的整個上半身向前傾，手肘可放在桌上，椅子儘量向後拉。

●和人交談，讓對方位於正前方二十～三十度的位置，也就是斜前方。面向桌子的角度，講電話，位置也一樣。

●午餐前，先面壁做「居家矯正法〈1〉」膝部屈伸運動。L型的人如果沒有食慾，可把左腳放在右腳後方五～十公分再做運動，有助增進食慾。

〈回家〉

●仰臥躺下，用綁帶綁在雙膝上方，練習「居家矯正法〈1〉」雙手抱膝的拉引矯正動作，墊上腰枕。如果時間不夠，只做抱膝的拉引動作即可，能消除疲勞。

●晚餐前再進行膝部屈伸運動。一天三次，早、中、晚，不過平常隨時可多做幾次。

●看電視時，電視要位於腳長側的斜前方。不管是跪坐或坐在椅子上，都要尾骨往後，腰部伸直，雙肩向後拉，保持挺胸的姿勢。如果坐在椅子上，要墊腰枕，注意保持腰椎挺直。

●看書報時，雙肩向後拉，注意脖子絕不可彎曲。

●如果感到身體疲倦，可隨時仰臥躺下，用綁帶綁住雙膝上方，做「居家矯正法〈1〉」彎曲膝部、雙手環抱的拉引動作。

〈就寢前〉

●仰臥躺下，綑綁雙膝上、下和腳踝三處，實施「居家矯正法〈2〉」彎曲膝部、雙手環抱的拉引動作。

●做完環抱雙膝的拉引動作，如果時間夠，就墊腰枕躺十到十五分鐘。

●雙膝的上方、下方、腳踝儘量綁緊，養成仰臥睡覺的習慣。

或許有人會抱怨，規定動作這麼多，會讓人覺得很受拘束，但習慣之後，就會不太在意。進行礒谷療法，即使像以往一樣抽煙、喝酒，也能保證永遠不和痼疾或虛弱體質打交道，常保健康。

「以日常動作矯正痼疾、虛弱體質的礒谷療法」，能成為痼疾或虛弱體質人士的日常生活指導原則，遵守實行。不過，很多人都是在幾乎沒有自覺症狀下，因心臟病或高血壓而猝死，這是因為病情發展過快，使自覺症狀麻痺所致。

因此，即使你對健康很有自信，最好也能自我檢查，一旦察覺左右腳長度有差異，務必實施礒谷式矯正法。此外，如果覺得矯正法太麻煩，則建議實施106頁起所介紹的「矯正日常生活的動作」。

第4章

礒谷療法的奇蹟

至今超過二百萬實例，重獲新生

Isogai Therapy

了十個月，雖然能夠抓住東西站立，卻還是無法獨自站立。如果沒有人看著，就會跌倒。

一九七二年十二月，在東京一家醫院被診斷為腦性麻痺引起的「運動神經遲緩」，接著吃了兩年的藥。一九七四年九月，在整形外科醫院診斷的結果，被告知是雙腳足內翻，醫師表示要穿矯正鞋，矯正三年，等六、七歲時再動手術即可。

上了小學，體育課時間幾乎都是在旁見習，雙腳尖越來越向內，不久已不能正常走路。

此時，醫師均已放棄，可是母親卻用盡一切努力，尋找治療病情日益嚴重女兒的方法，經由一位同樣症狀且在我治療所治好孩子的母親介紹，於一九八〇年十月來我治療所嘗試礒谷療法。

自此以後，持續一天兩次的矯正，在十月二十五日，開始用夾板固定（礒谷療法矯正腳的專門工具，與打石膏作用不同，可用自己的腳來支撐體重，因此肌力不會衰退）。自一九八一年三月起，她已能裝著夾板自己走路，五月六日，取

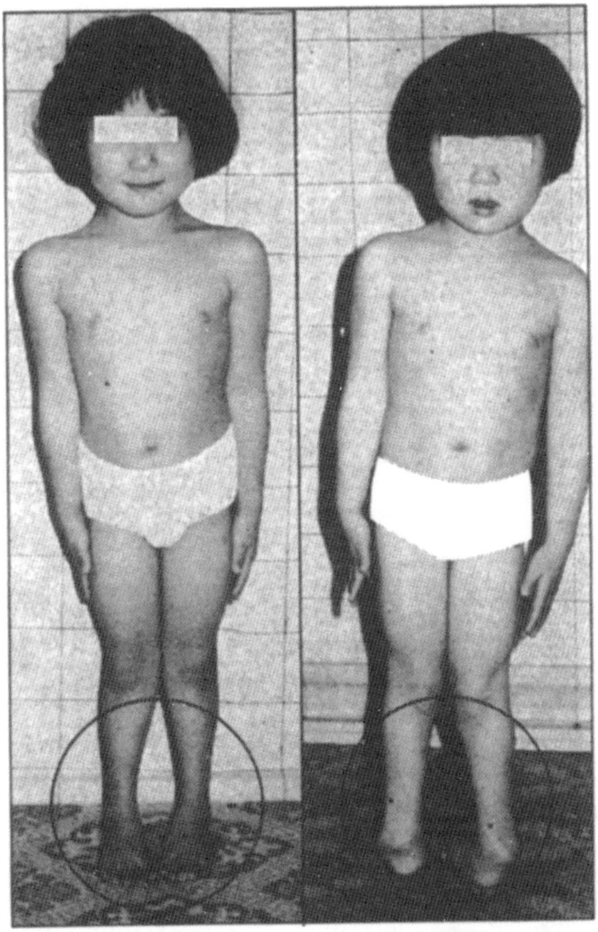

治療後　　　　　　治療前

礒谷療法治癒腦性麻痺所引起的足內翻

（齊藤純子，九歲）

掉夾板以後，已能自己走約三公尺的距離。

開始裝夾板一年左右，在家已能自己步行，甚至跑步，並且能夠一個人走到離家一百公尺遠的親戚家。從外表看來，幾乎看不出足內翻。現在雙腳已目測不出任何異常，而且完全沒有腦性麻痺。其實許多被診斷為腦性疾病的病人，都是髖關節異常所引起，可是醫師卻認為是腦部異常，才使肢體出現障礙。

我遇過不少被診斷為腦性麻痺，有重度語言障礙的患者，經過頸椎、胸椎的矯正，排除聲帶的壓力，完全治癒的實例。

對我所倡導的腦性麻痺後遺症與髖關節的關係，最初表示認同的是京都大學醫學部的松尾巖博士，這是一九五二年的事。後來，東京的身體殘障兒機構——光明學園，也注意到我的研究成果，使得有越來越多醫師開始研究議谷療法。

腦性麻痺並非不治之症。

此外，曾深受社會關注，因肌肉注射所引起的大腿前側「股四頭肌萎縮症」，在大部分情形下，也是起因於髖關節的異常。也就是如果強迫壓住不想打針的孩子，有時也會造成髖關節脫離，而導致肢體障礙，最後連腦部也出現異常。有許多被醫師診斷為「股四頭肌萎縮症」的病患，都經過我的治療而治癒了不少。

▽小兒氣喘

——醫師放棄的十四歲少年，完全痊癒

東條真樹同學（十四歲）。

三歲，全身長溼疹，醫院診斷為過敏性溼疹，持續半年左右，不久變成引起氣喘發作，白天沒什麼症狀，但每晚半夜三時左右就開始咳嗽，無法呼吸，直到早上六時左右，一共三小時完全無法入睡，這種情形一個月總有二～三次。每次發作會持續一週到十天，一個月有三分之二的日子為氣喘所苦。而且不分季節，一年到頭都容易感冒，感冒的同時也會引起氣喘。

一九六八年四月，到住家附近的醫院檢查，被診斷為「小兒氣喘」，自此以後，連續六年六個月接受注射和吃藥，沒有停止，可是病情只有吃藥可抑制，一旦停藥很快又發作，因不能完全根治，感到十分苦惱。

一九七四年十月，因椎間盤突出，醫師告知必須動手術，於是經曾接受礒谷療法的舅舅介紹，實施礒谷療法。

剛開始因害怕會氣喘發作，他每天拚命認真實施矯正動作，身體狀況稍有改善便停止矯正治療，而且未再遵守矯正動作，腳也只綁住一處，馬虎了事。儘管如此，依然漸漸有起色，到了第五個月左右，幾乎已不再發作，即使發作也很輕微。

經治療所警告「在完全治癒之前，一定要持續進行矯正動作，腳也要綁住三處」，才又認真起來，尤其是綁住腳以後，氣喘已完全不再發作。接受矯正治療半年後，從原本的每週來三次，減為兩次，漸漸拉大間隔，一年後開始，就在家裡自行實施，自此完全未再發作，也變得健康有活力。

在每天的生活中，遵守規定的矯正動作，不僅可治療原有症狀，也能預防其他疾病。當初治療所告訴他，務必要相信人體本來具有的自癒力，他原本還有點半信半疑，如今不只相信自癒力的了不起力量，也感謝礒谷治療師。

▽蜘蛛膜下腔出血

——三十次的礒谷矯正治療，使腦波正常化，不再依賴藥物的六十四歲主婦

一九七七年二月十八日，因蜘蛛膜下腔出血，到外科醫院接受腦部外科手術，三月二十五日出院，六十四歲主婦高柳文子女士，因腦波持續異常，為預防痙攣，出院後仍繼續服用四種藥。

六月三十日，再度檢查，發現腦波仍有異常，經醫師宣布需終生吃藥。

同年七月六日，在熟人的介紹下來到我的治療所，自此以來至九月一日，實施三十次的矯正治療，之後再到醫院接受腦波檢查，結果診斷為腦波已恢復正常，不必再吃藥。這也是增進自癒力的治療實例。

▽肝炎・糖尿病

——每週一次進行矯正運動，治癒糖尿病、恢復精力的五十九歲公司董事

肝病一向被視為終生疾病。西醫認為，一旦肝臟受到損害，就很難完全治

癒，目前已成為一種普遍的共識。

以下是嚴重的糖尿病患者實例，這個病人接受近二十年的西醫治療，內臟也出現毛病，已完全成為醫源病、藥源病（藥物副作用引起的重病）患者。不過在實施礒谷療法之後，不僅治癒肝炎，連糖尿病也痊癒了。這位患者就是電氣公司的董事角田春治先生，他屬於體型瘦長、神經質的人。

他的病痊癒後，人也胖了起來，連以往的神經質都消失了，部屬對他的信任也提高。以下是角田先生寄給我的感謝信：

我想大概是四十二歲時，公司實施新進員工的糖尿病檢查。由於我當時身體浮腫，嚴重的疲勞症狀，所以也決定參加檢查。

經過檢查，證實我的尿液裡面含有糖。

於是向日本糖尿病權威著名醫師求助，結果診斷為重症糖尿病，立刻注射胰島素控制。

自四十二歲病發以來，直到五十九歲，我每天要注射十二單位的胰島素，算算總共往來醫院十七年，可是病情完全沒有減輕。

而且必須遵守飲食療法，加上不運動，工作用腦過度，以致糖尿病更是惡化，接受檢查發現，空腹血糖值（正常值是一〇〇上下）是二五〇、飯後是三五〇。

從五十歲起，胃腸的狀況變差，整天都在打嗝，胃總是不舒服，而且也罹患糖尿病的併發症、肝病與腎臟病，每月都要接受肝臟、腎臟、糖尿病檢查，並服用六種藥物。

此後又出現坐骨神經痛，可是接受針灸等所有治療卻都無效，痛得無法正常走路，上下樓梯都要抓住扶手才行。

現在回想起來，過去愛盤腿坐著喝酒，每天都要來上一瓶酒，飲食習慣也亂七八糟，可能是因為如此不養生，才把身體搞壞的。

在五十九歲經朋友介紹，前往礒谷治療所治療坐骨神經痛，聽治療師說，持續下去連糖尿病也能治癒，於是嚴格遵守所學的矯正動作，開始接受矯正治療。

因上班的關係，一週只能到治療所一次，我想如果最少到治療所兩次，可能會更早治癒。

一九七五年六月，由於兩眼罹患糖尿性白內障，到醫院接受左眼手術，術後醫生說白內障會持續惡化，可能需要再動手術，不過到了一九七七年十一月，已停止惡化，反而出現好轉的曙光。

現在為矯正大腿部肌肉，進行膝部屈伸運動，為早日治癒，一天共計做一千五百下，另外也做一千五百下的臀部觸碰腳跟的深度屈伸運動。

進行矯正運動一年後，坐骨神經痛就完全治癒，不再疼痛，而能長時間步行，上下車或樓梯也健步如飛。

胃腸狀況也漸漸好轉，不再難受，也不會打嗝，而且肝臟、腎臟的檢查值也恢復正常（肝臟GOT矯正前一〇〇、矯正後四〇，GPT矯正前一〇〇、矯正後四〇）。

糖尿病檢查的結果，被告知不用再打胰島素，否則血糖值會過度下降，因而停止注射。一直保持正常值（血糖值飯前：矯正前二〇〇、矯正後九〇，飯後：矯正前三五〇、矯正後一二五）。

除了均衡的飲食，老實遵守礒谷療法，尤其認真做膝部屈伸運動，極為重要。像我一樣體質的重症慢性病，約半年就能治癒。我很有耐心接受矯正，按規定做矯正運動一年左右，努力果然沒有白費，現在想想，以前我因為痼疾所受的痛苦，簡直像作夢一般。

有人說跑馬拉松對健康有益，但我認為礒谷療法的膝部屈伸運動即使下雨也能在家實施，應該是維持健康最好的方法。過去身體容易疲勞，也沒有耐性，經常焦慮不安，如今已不再煩惱，身體整天都感到輕盈、舒服。而且我在公司的企畫提案也大致順利，覺得很有面子。

雖然罹患痼疾，這位角田先生終於治癒了糖尿病、肝病、腎臟病，甚至還重拾夫妻的性生活，生龍活虎地過日子。

▽腦中風

——無法步行，意識不清的八十六歲老人

我的一位女性病人，胃腸狀況一直很差，胃痛又慢性下痢，支氣管也不好，咳嗽、容易感冒，屬於S型重症的五十五歲女性，長年實施我的矯正治療。她痊癒後，告訴我：

「其實我八十六歲的父親為腦中風所苦。由於他擔任佛寺住持，職責重大，很希望有一天能康復，但跑遍各大醫院，均被告知年紀太大無法治療。」

我聽了她的話之後，說明如下：

「依照儀谷療法的理論，因髖關節的移位而引起肩關節移位，使位於頸、頭後部到肩的僧帽肌緊繃，引起頸椎部瘀血而產生頭痛。尤其是第一節頸椎部、頭蓋骨根部瘀血，就會引起神經症、神經衰弱、躁鬱症、腦中風。令尊的情形就是這種案例，由於同時發生步行困難，所以應該是重症。請帶他來治療所，儘早實施矯正儀谷療法。」

老實說，八十六歲高齡，而且又是腦中風的棘手疾病，我也沒有十足的把握可以治療。

她在一九七三年五月初，帶父親來到我的治療所。

這位老先生似乎已經意識不清，也無法書寫文字，雙腳無力，必須由人在旁攙扶才能勉強走路。

他們最初在我的治療所附近租屋，每天實施兩次矯正治療，過了五十天左右，意識變得清晰，也能開始自己走路，因此返家，開始往來家裡與治療所，繼續做矯正。

在那一年的七月十二日，我收到他本人親筆寫的明信片。

「經尊台實施自創的礒谷療法治療後，如神術般奏效，自本月五日起，終於能再度提筆寫字，在此先致謝。本人已於前晚返家，望多加保重。」

這位老先生後來為親自確認佛教的源流，在同年十月前往印度旅行三週，之後也一直保持活力，每月兩次返院接受矯正治療。他於一九七五年十一月再度來院，告訴我已能在佛寺裡每天慢跑十五分鐘，全身精力充沛。

後續並在一九七六年四月得知健康診斷的結果，內臟完全健康，血壓也在正常範圍。

▽高血壓症

——降血壓劑無效，併發腰痛、神經痛的六十八歲婦人

懷疑自己有高血壓，相信每個人都會去接受檢查，但如果檢查結果顯示膽固醇過高、血管老化，現代西醫的治療方法通常只有禁食脂肪多的食物、肉類、酒等，並服用降血壓劑。

高血壓的情形以原發性高血壓（原因不明的高血壓）占大部分，此外就是繼發性高血壓、糖尿病性高血壓。

繼發性高血壓的原因是腎臟病，糖尿病性高血壓的原因是糖尿病。高血壓患者大多會伴隨肩膀痠痛、頭痛、背痛、腰痛等，如果症狀持續發展，除了會失

眠，也會因身體容易疲勞而經常出現打盹等狀況。

而礒谷療法的理論是，高血壓的根本原因，起因於髖關節移位的力學性歪斜，因此只要實施矯正治療，排除歪斜，血壓就會恢復正常。持續維持正常的體型，血壓就不會再升高。

以下從里見輝代女士（六十八歲）的情形來介紹這種病例。

她因二五〇、一五〇的高血壓，在一九九九年來治療所求治。由於體內膽固醇太高，被醫師禁止吃肉，雖然持續三年服用降血壓藥，但仍然只降到一八〇左右，感到很苦惱。而且也併發頭痛、肩膀痠痛、腰痛、腳神經痛等。我認為根本原因仍是左髖關節前方移位。

在矯正治療中，她告訴一旁接受治療的患者說：

「我已經三年沒吃過肉了，因為醫師說不行吃……」

因此我就向她說明：

「這裡治療的是矯正髖關節歪斜以降血壓，記得經常量血壓，如果血壓下降，就和醫師商量是否不必再吃降血壓藥。另外，其實你什麼東西都能吃，只要適量，吃什麼都和血壓無關。」

她聽了我的說明，似乎感到很驚訝。

翌日來院，她高興地說：

「昨天去了好久沒去的餐廳，吃了好多肉，管他死不死！」

她經過一個月左右的矯正治療，血壓變成一三五、八十五，醫師也說可以不用再吃藥。

為使髖關節不再回到不良角度，她每天持續肌肉的矯正治療，約三個月後，次數逐漸減少，每週三次、每週兩次、每週一次……，五個月後完全治癒。

之後，仍然每月來接受兩至三次矯正，以保持健康。

一日，我問她：

「最近有沒有再吃肉？現在還想吃肉嗎？」

她開懷笑著回答：

「三年來，醫生禁止我吃肉，而我總是一直想吃，最近可能因為已經不須禁肉，反而變得不那麼想吃了！」

她現在的血壓是一三〇、八十。每天都過得非常充實，還上老人大學呢！

▽癌症

——治癒未足歲、抵抗力差的脊椎腫瘤女嬰

以下來談談有關癌症。礒谷療法對於癌症的真正原因，尚未找出實際因素，但在第2章曾說過，我確信只要矯正髖關節的歪斜，癌症治癒的機率極高。為在醫學上證明我的說法，我一直不斷研究，也累積不少臨床案例。以下就介紹一名女嬰的例子（參照下頁照片）。

這名女嬰於一九七五年出生，二十二個月大發現罹患脊椎腫瘤，正確名稱是「神經母細胞瘤」，動了兩次手術摘除腫瘤，但病情並未因此而好轉，所以來到我的治療所。從X光片來看，女嬰的腰椎極度後彎、側彎，而彎曲嚴重的部位有腫瘍痕跡。於是立即開始矯正治療以阻止癌細胞的擴展，之後集中實施腰椎及髖關節的矯正，從X光片中已看不到腫瘤，後來的八年間，癌細胞沒有轉移，現在她已是小學四年級，每天都健康活潑地運動、唸書。

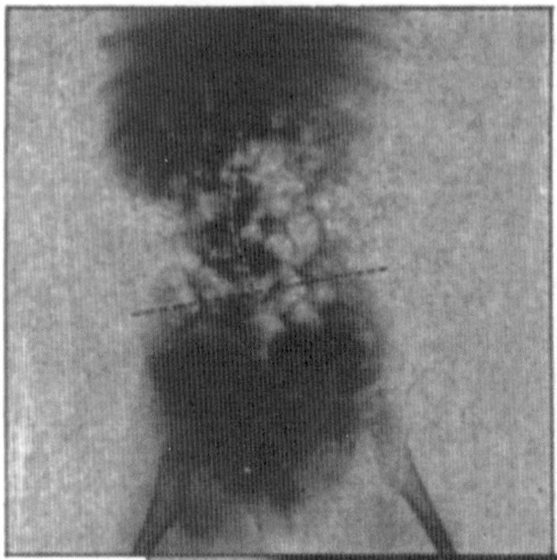

◀治療前
腰椎嚴重彎曲，
周圍有腫瘤組織

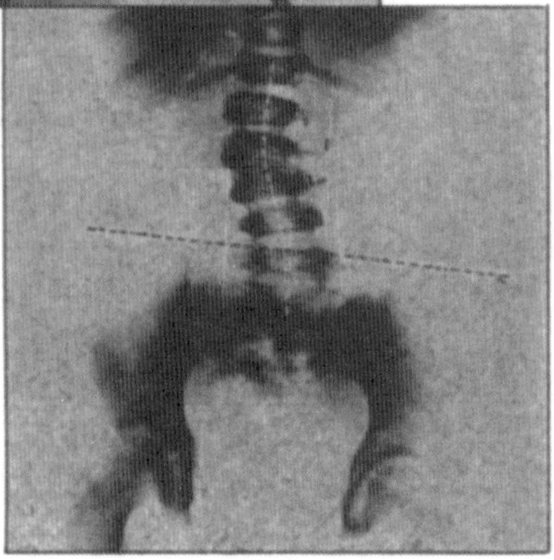

▶治療後
實施腰椎的矯正治療，
腫瘤組織已消失

X光片顯示脊椎腫瘤的治癒經過

▽無力症

——兩個月改善疲勞體質的三十二歲上班族

相信每個人應該都有過度疲勞的經驗，似乎有失眠症，早晨起床也提不起精神。不過在這種情形下，大多數人都不會去看醫師，頂多認為吃些維他命就能恢復，因此也不會去思考原因。

三十二歲上班族吉川清先生，每天睡眠再多也無法消除疲勞，早晨起床會感到噁心，不想去上班，經醫師診斷為神經性胃炎。於是依照既定流程，拿藥、飯後服用，可是上述症狀一直未改善，不久變成無力症，在工作上經常出錯。這位吉川先生是一九八〇年十月，由在我這兒治療腰痛的母親帶到我的治療所。

我一眼就看出他姿勢不良，骨盆左側明顯較高，難怪他會感到失眠。睡覺時，由於左右腳不能保持平衡，以致一直持續因脊椎扭曲引起的中樞神經障礙，由於是L型，消化系統機能下降，即使睡再多，也無法吸收足以彌補熱量消耗的營養，所以疲勞當然會累積。

吉川先生因工作的關係，每週只能治療一次，平日他在家遵守「矯正日常生活的動作」，因此兩個月症狀就消失。後來我收到他寄來的賀年卡，說他現在身體很健康，讓我很安慰。

這種容易疲勞、胃痛、噁心的無力症狀，大多數人會認為只是暫時的，而去藥房買藥服用了事。如果是十歲、二十歲的年輕人，這種做法也許行得通，但三十歲、四十歲、五十歲的人，隨年齡增加，情形會更嚴重。若不矯正年輕時代身體歪斜所付出的代價，將可能隨時罹患一場大病。

身體虛弱、容易疲勞，千萬不要誤認為是體質所致而放棄。礒谷療法能確實改善體質，而且改善的身體，將具備強大自癒力，讓身體培養面對任何病菌，都能與之奮戰、打贏的力量。因此請各位不可小看身體的疲勞。

▽脊椎側彎症

各位是否還記得由真人真事改編的賣座電影「象人」（The Elephant Man）。象人的身體和一般人體型大為不同，身體各部位都變形。我認為是因右髖關節前方移位，引起右大腿骨、右膝關節的變形，以及因左髖關節脫臼，引起的極度跛腳，可說根本原因仍在髖關節，因此骨盆才會變形，脊椎大幅向左側彎、後彎，結果連臉都極度變形。

這是一種名為普洛提斯症候群（Proteus Syndrome）的病，被稱為現代最棘手的疑難雜症。如果電影中倫敦醫院的主治醫師，知道根本原因是「髖關節歪斜以及脫臼」，應該就能治好，所以我覺得十分遺憾。

脊側側彎症雖不同於普洛提斯症候群，但也被喻為現代怪病。這種疾病的特徵是脊椎骨橫向彎曲。

現在日本的中小學生每五十人中有一人罹患此病，比例極高，已成為社會問題。而且在二十三～二十四歲左右前，症狀會急速加重，因此最好能早期發現。

這種脊椎側彎症的原因之一，是嬰兒時期包尿布的方法，如果包法不當，髖關節就會移位。如此一來，尿布會偏向腳長側，若成為習慣，髖關節的移位就會固定下來。

而且糟糕的是，現在的醫師即使發現嬰兒的腳不一樣長，卻仍告知父母「每個人的雙手、雙腳都不一樣長，就像每個人的臉都不同，腳當然不一樣長，所以不必擔心」。就是這種無知，造成疾病，並使其惡化（第6章將詳細討論預防方法）。

現代醫學對這種側彎症的治療法，通常是以束腹、矯正衣來矯正彎曲的脊椎骨，或是動手術把金屬插入脊椎，但這些都不對。如果不徹底根治髖關節、骨盆歪斜，則光靠理論或方法，實際上均不可能完全治癒。

小學六年級的森下由美同學，是極度的脊椎側彎症。她也是從嬰兒時期就產生背椎側彎，上學後，不良姿勢更加明顯，在束手無策下來到我的治療所。由於脊椎極度側彎，很容易疲勞，經常頭痛，無法上體育課，但經過兩年的治療，現已痊癒並能像一般孩子打籃球、排球。

第5章

疼痛急救的礒谷療法

快速消除不適症狀或疼痛

Isogai Therapy

1 腹部疼痛

胃痛、生理痛、膽結石、胰臟炎等

✢疼痛突然發作

我出電車走下月台，剛踏上樓梯，就碰到這樣的事。走在我前面的一位二十二、三歲的小姐，突然發出呻吟聲，按住自己的側腹，當場蹲下。我看她臉色蒼白、額頭冒出豆大的冷汗，好像是激烈的腹痛。當時正是下班時間前，月台比較空蕩的時間，但仍然引起附近一陣騷動，有人去找站務人員，有人大喊「快叫救護車」。

「可能是胃痙攣或盲腸炎……，或許是生理痛吧！」人們議論紛紛。

我走到她身旁問：

「妳願意讓我處置嗎？」

她痛得說不出話來，只咬牙點頭而已。於是我撐起她的手臂，帶到樓梯轉角的寬敞處，讓她在此跪坐，接著用力把她的身體向左扭轉，大概過了三分鐘，她的臉已恢復血色，腹痛消失。

「真謝謝您！」

她露出孤疑的表情向我道謝，我就問她：

「妳有胃腸或婦科疾病吧？」

「是啊，沒錯！因為嚴重的生理問題，有時會變成這樣，真讓我困擾，您是醫師嗎？」

「我不是西醫，但專門研究治療疾病的根本原因。如果妳有時間，不妨來我的治療所。」

她仍露出難以置信的表情。

於是我和她坐在月台的長椅上，向她大略說明礒谷式療法，表示一切疾病的根本原因均由來於脊椎的歪斜；任何疼痛、疾病只要根本治療，就會完全排除。

礒谷療法排除疼痛的方法，絕不是一般吃藥打針的對症療法，而是完全根治疾病的根本治療。

「是嗎？」

她露出驚異的表情說。

「一旦疼痛消失，就不必去醫院了嗎？」

我就回答：

「所謂疼痛消失，即表示疾病已治癒，所以不必擔心。」

我看她仍感到半信半疑，於是當場教她緊急處理腹痛時的簡單方法。

「只要做這種動作，疼痛一定會消失。」

一週後，她來到我的治療所，詳細請教日常生活動作的矯正法，並告訴我：

「實施了您的方法，腹痛真的很快就消失了。」

▼排除腹部疼痛的急救法

■腹痛的原因

不管是何種疼痛發作，都必須確實矯正、治療其根本原因，如上述那位小姐生理痛的例子，只要在前階段實施礒谷式的緊急處置，就能排除激烈的疼痛。

生理痛（婦科疾病）、胃痛（消化系統疾病）等腹部疼痛的根本原因，如本書第2章詳述，就是在髖關節的前方移位，亦即左腳變長、左骨盆向上。結果脊椎經由骨盆向右彎曲、後彎，薦椎、腰椎的某部位扭轉，使得該部位的脊髓神經發生障礙，導致由此伸出的末梢神經的障礙，造成各臟器的機能障礙，這就是腹部的疼痛。

因此，只要實施下列的急救法，就能立即排除這種疼痛。

■腹痛的礒谷急救法

①左膝放在右膝後三～五公分、跪坐，雙腳向左側伸出，把左臀部放在右腳跟的右側，雙手放在左斜後方，把上身向左側與左後方扭轉到發出「啵啵」聲。

②此時雙腳尖要伸直，用繩子綁住雙膝使其不張開，或由他人壓住雙膝上方。

③由於左髖關節的前方移位，使得左大腿外擴、外旋（向外側扭轉張開），

此時把上身向左側與左後方扭轉的姿勢會很勉強，因此可請他人從雙肩後方向左側與左後方壓推。

④保持這個姿勢向左斜前方彎腰，直到感到舒服為止，如果還不行，就再從①重做一次。

⑤疼痛、發作停止後，恢復跪坐，從右腳站起向左轉身，確實實施第3章的「L型左腳長的矯正法」。

此外，若因過度矯正，雖治癒腹痛，卻使心臟感到不舒服，這時可實施心臟的矯正，就會立即回到L型，然後實施左右對稱的矯正動作。跪坐，雙膝正確對齊，雙腳跟放在兩側，向正面做三～五次彎腰姿勢。

【註】我必須再度提醒，切勿弄錯急救法說明的左與右。因為如果弄錯，不僅無法使疼痛消失，還會痛得更厲害。

腹痛的礒谷急救法

(1)

以左膝放在右膝後三～五公分處的方式跪坐，雙腳向左側伸出。
雙手放在左斜後方，把上身向左側與左後方扭轉

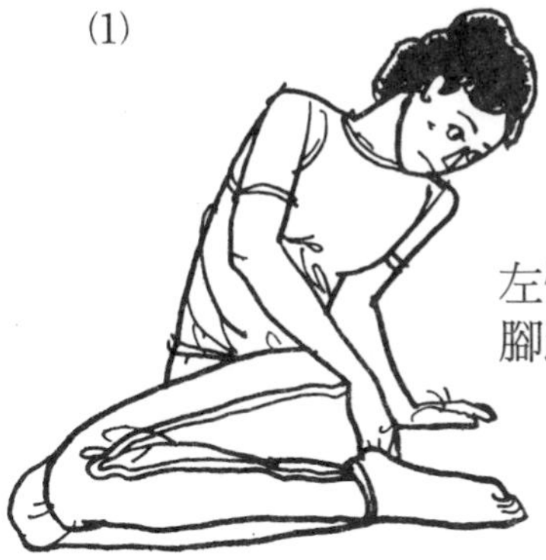

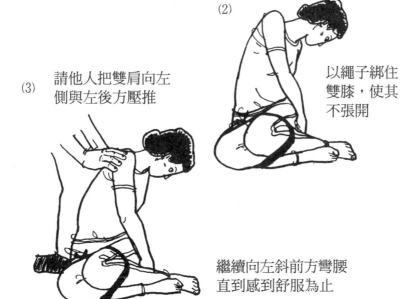

左臀部放在右腳跟的右側

(2)

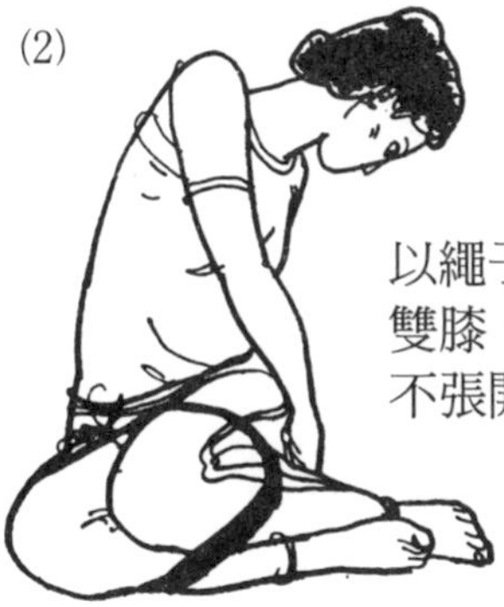

以繩子綁住雙膝，使其不張開

(3)

請他人把雙肩向左側與左後方壓推

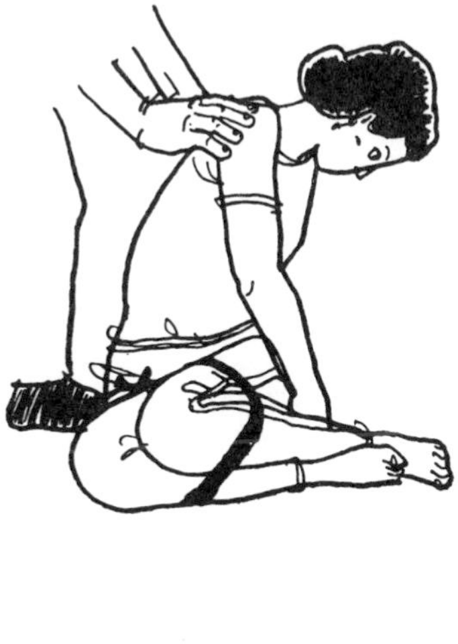

繼續向左斜前方彎腰直到感到舒服為止

▼腹痛的危險訊號

■消化系統、婦科、泌尿系統

腹痛出現的症狀真是千差萬別，有絞痛、刺痛、整個腹部疼痛等等。以下列舉伴隨這些症狀的代表性疾病：

●盲腸　●穿孔性腹膜炎　●胃炎　●胃痙攣　●胃潰瘍　●十二指腸潰瘍

有時會把這些疾病統稱為「急性腹症」。

西醫把這些疼痛原因分為下列五種。以某種角度而言是正確的，但那畢竟是局部的原因，並非根本原因：

①出現炎症，會產生所謂組織胺、乙醯膽鹼等刺激神經物質，刺激痛覺。

②如腸阻塞或膽結石一樣，消化管阻塞所引起的疼痛。

③消化管壁的血液循環出現障礙。

④消化管穿孔。消化管破洞，消化液或消化液中的酵素，或從老舊血液流出的鉀，刺激腹膜。

⑤各種細菌引起的感染。

礒谷療法是釐清這些根本原因來實施矯正、治療，但西醫是進行各項檢查，實施對症治療，認為緊急時動手術就是治療。

除上述疾病之外，還有其他幾種是以激烈腹痛為主要症狀的疾病，以下說明其中重要的疾病。

●膽結石

顧名思義，就是在膽或膽管有石頭產生所引起的。最近的膽囊結石，成分以膽固醇居多，年齡以中年以後居多，每一百個成人約有八個是膽結石患者。

膽結石所引起的激烈腹痛，並不是有石頭就會引起。西醫認為暴飲暴食、尤其攝取過多脂肪的食物或疲勞、壓力等，是引起疼痛的主要原因。

膽結石患者，疼痛發作大約集中在晚餐後或剛就寢的時候。

膽結石的疼痛先從胸口附近發作，伴隨噁心，然後逐漸向右肋骨下方移動，同時右肩、右背也會感到疼痛，演變至此，就會痛得半死。但實施礒谷療法，即使痛到這種程度，也能瞬間制止，可惜的是不能排除結石。

不過，我手邊有不少實例是就算有結石，只要正確實行「礒谷式矯正日常生活動作」，也照樣能盡情地吃喝，膽結石的疼痛不會再復發。不僅如此，結石還能自然排出體外，很快就能恢復健康身體。

●胰臟炎

胰臟炎的症狀有急性與慢性之分。急性胰臟炎的疼痛會讓人痛不欲生，疼痛有如針刺般，部位主要在胸口附近。患者年齡在四十歲以上，以男性居多。一般而言，胰臟炎的原因是飲酒過度或攝取過多脂肪。

慢性胰臟炎的疼痛是隱隱作痛。不過復發性胰臟炎也有劇烈疼痛的情形。這種慢性胰臟炎最忌諱飲酒、吃油性食物，患者多半是三十～四十歲的男性。

另外，想要區分胃潰瘍和十二指腸潰瘍，可在疼痛發生時按壓腹部。胃潰瘍、十二指腸潰瘍，腹部會變硬，壓不壓都一樣會痛，而胰臟炎時腹部依舊柔軟，按壓才會痛。

此時的急救法也和上述一樣，會讓人驚訝地恢復，但有胰臟炎老毛病的人，希望能接著實行第3章詳述的「礒谷居家矯正法」，從根本改善體質。

●尿路結石

在腎臟形成的結石，經過輸尿管會引起劇烈疼痛，就是尿路結石。

疼痛首先發生在靠近腎臟的側腹部，依結石所在的部位，男性會在睪丸、下腹部側邊、陰囊引起劇烈疼痛，女性則在子宮部位引起劇烈疼痛。

這種情形的急救法亦同，只要實施一次急救法，下次排尿，結石從尿道排出的例子曾有數十例。

●月經不順

女性每月一次的生理週期所產生的血液，無法順利排出體外所引起的月經不順症，原因是子宮發育不良或子宮後屈，以未婚女性居多。但只要正確實施儀谷療法，就可消除百分之九十九的疼痛。

不過，如果是年輕時就有生理痛、生理不順、經血過多、異常出血等機能障礙的人，早則三十歲，晚則四十歲左右，多半會被醫師宣告為更年期障礙，也有不少會罹患子宮肌瘤、卵巢囊腫。

這些疾病是由於骨盆和腰椎過度扭曲所引起，因此在二十歲前及早矯正治療，根本原因在於左髖關節前方移位。

2 胸部疼痛

狹心症、心肌梗塞等心臟病

▼排除胸部疼痛的礒谷急救法

■心臟病的礒谷急救法

所有胸痛，不管是呼吸道疾病，還是循環器官疾病所引起，均為右腳長所造成。因此緊急處置方式基本上一樣，請牢記下列的方法（參照下頁圖）。

①右膝在左膝後三～五公分跪坐，雙腳伸向右側，把右臀部放在左腳跟左側，雙手放在右斜後方，上身向右側與右後方扭轉脊椎到發出「啵啵」聲。

②此時右腳尖伸直，以繩子綁住雙膝使其不張開，或由他人壓住雙膝上方，注意雙膝不要張開。

③由於右髖關節前方移位，使右大腿外擴、外旋（向外側扭轉張開），因此

心臟病的礒谷急救法

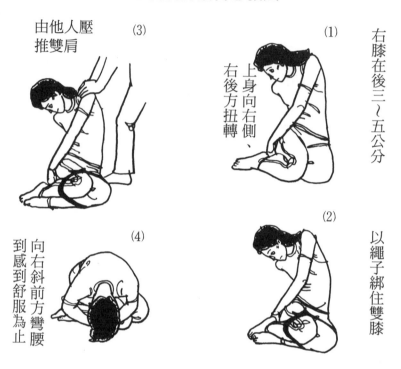

(1)

右膝在後三～五公分

上身向右側、右後方扭轉

(2)

以繩子綁住雙膝

(3)

由他人壓推雙肩

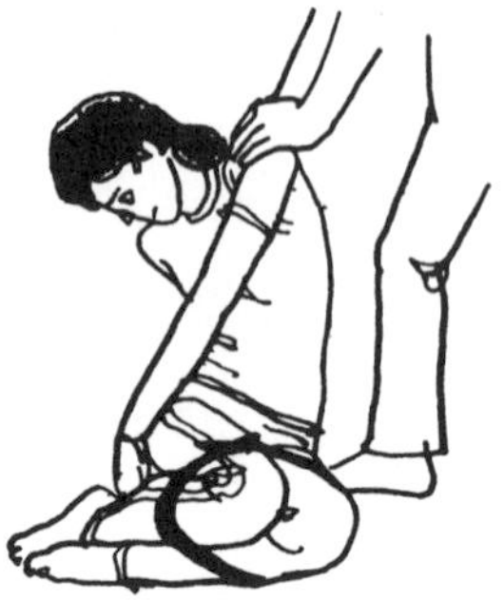

(4)

向右斜前方彎腰到感到舒服為止

▼礒谷緊急急救法

(1)

雙膝豎起，右膝低五公分。

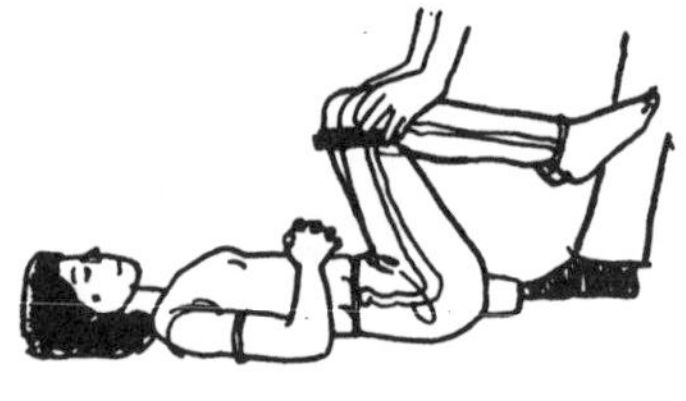

以腰枕抵住左臀部

(2)

把患者雙膝下推向靠近胸前

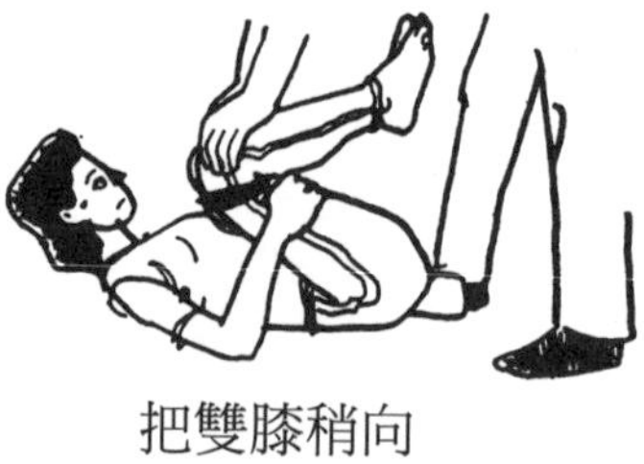

把雙膝稍向前後搖動

把上身向右側、右後方扭轉的姿勢會很勉強，因此可請他人從雙肩後方向右側與右後方壓推。

④保持這個姿勢向右斜前方彎腰，直到感到舒服為止，如果還不行，就再從①重做一次。

⑤等到疼痛發作停止，恢復跪坐，起身時從左腳站起，正確實施第3章介紹的「R型右腳長礒谷居家矯正法」。

▼礒谷緊急急救法

——疼痛突然劇烈發作

①讓患者仰臥，豎起雙膝，右膝低於左膝五公分左右，以繩子綁住雙膝上方。

②實施急救法的人站在患者腳邊，以左右手扶住患者雙膝下方，把雙膝稍向前後搖動，使膝與膝之間能正確朝向患者的脊椎，靠近胸前。

③患者如果感到勉強，可在髖關節把大腿彎曲到和身體呈直角，前後搖動雙膝就有效果。就寢時，用綁帶綁住膝上、膝下、腳踝三處。

▼胸部疼痛的危險訊號

●狹心症、心肌梗塞等心臟病

心臟疾病因為發生的部位，會令人感到非常可怕，但如果懷有極端恐懼，反而會助長疾病。只要冷靜對應，並不如想像的那麼可怕。

首先說明原因與症狀。向心臟輸送養分的冠狀動脈，因神經支配的障礙而變細、痙攣，最壞的情形是阻塞，使心臟發生血液不足的狀態所引起。狹心症的情形，發作持續時間短，最長也不過十五分鐘左右。心肌梗塞則是二十分鐘以上，長的話會持續數小時。

此外，心肌梗塞是狹心症疼痛，多半是在發生數次前兆後發生。因此，需盡早實施第3章的「R型礒谷居家矯正法」的根本矯正治療，使冠狀動脈變得健全。

此外，嚴重心臟病發作時的急救法，可參見182頁，要注意的是治療胸部疾病，切勿弄錯左右，要特別小心。一旦弄錯，可能會演變成致命的結果。

治癒案例 挽救狹心症發作的丈夫

實施前述的急救法，必定能排除包括心臟病在內的多數胸痛，發作也會消失。

東京有一名上班族山本行雄先生，年紀正值為事業打拚的四十六歲。某日深夜，在家中突然狹心症發作，心臟像是絞在一起，無法形容的不適與疼痛，使得他痛得在被子上翻滾。

挽救他一命的是他太太。這位太太因治療多年的痼疾——神經痛，常到我的治療所，因此記住我平時告訴她心臟病發作時，應採取何種處置。

她讓痛得在床上翻滾的丈夫平躺仰臥在被子上，豎起雙膝，右膝低於左膝五公分，搖動雙膝來實施此一急救法。

「不曉得有沒有用，我只是一股腦兒地實施，但五分鐘過後，丈夫就靜下來……」

「用這種方法就對了。」

我告訴這位太太：

「在那麼緊急時刻，妳竟想起來。」

「是啊，但我忘記用綁帶綁住膝蓋。」

「不要緊，只要不忘記把右膝放低五公分，效果都一樣。那麼妳先生以後有沒有再發作？」

「從那以後，每天認真實施日常的矯正，到現在都未再發作。」

「那就太好了，總之，必須遵守日常動作，只要牢記在心，心臟病並不可怕。」

「真的嗎？如果沒有從礒谷先生這兒學到心臟病發作的急救法，我丈夫那次的發作可能會沒命，真是幸運能來到你的治療所。」這位太太微笑地說。

心臟病發作的危急時刻，實施礒谷療法而救回一命的例子還有很多，因此凡對心臟病感到不安的人，務必牢記這種方法。

3 肋間神經痛

與心臟病的原因與處置，有根本的不同

▼肋間神經痛的原因與急救法

■肋間神經痛的原因

在胸痛方面，根本原因和其他疼痛不同的，是肋間神經痛。

呼吸道、環系統引起的胸痛，多半是因右腳長的情形所引起，但肋間神經痛是左右任何一腳都會引起，請務必注意，根本原因大致如下：

大腿向左或向右打開、扭轉引起的髖關節歪斜，集中在胸椎部分，胸椎的神經特別受到壓迫，使得肋骨的神經末梢局部，發生神經障的劇烈疼痛。如果左腳長，左骨盆變高，腰椎向右傾斜，胸椎向左傾斜，則肋間神經痛多半在左胸發生。

肋間神經痛的礒谷急救法

左胸痛的情形

(1)

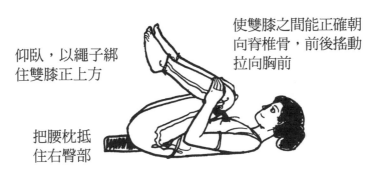

向脊椎骨，前後搖動

仰臥，以繩子綁

(2)

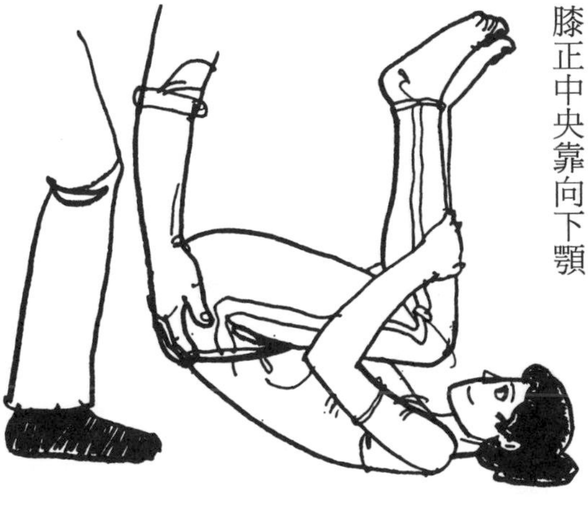

如果還不能止痛，
就請人抬起臀部

反之，如果右腳長，則以同樣原因發生在右胸。

■左腳長引起肋間神經痛的礒谷急救法——左胸痛（參照前頁圖）

①仰臥躺下，以繩子綁住雙膝正上方，右臀部墊上捲成直徑五～十公分的腰枕，彎曲較低的左膝，以雙手環抱使雙膝之間正確朝向脊椎，前後搖動拉向胸前。

②由他人抬高臀部，不要勉強，慢慢把雙膝正中央靠向下顎。

③如果胸椎過度移位，脊椎會變得非常僵硬，因此要慢慢抬高，絕不要勉強。

④當脊椎逐漸能彎曲，雙膝正中央能碰到下顎，胸椎的移位就能治癒，同時中樞神經障礙也能治癒，如此，肋間神經痛就能在瞬間治癒。

⑤此外，如果在左胸引起肋間神經痛，必須仔細觀察其他症狀、徵兆，心肌梗塞等循環器疾病的特徵是心律不整。

■右腳長引起肋間神經痛的礒谷急救法——右胸痛

①仰臥躺下，以繩子綁住雙膝正上方，左臀部墊上捲成直徑五～十公分的腰枕，彎曲較低的右膝，以雙手環抱使雙膝之間正確朝向脊椎，前後搖動拉向胸前。

②由他人抬高臀部，不要勉強，慢慢把雙膝正中央靠向下顎。

③、④則和前頁說明的左腳長的情形一樣。

4 腰痛

▼腰痛、閃到腰的急救法

依疼痛和症狀出現在右或左，處置方法也不同。因此請先確認是左右哪一方，再予以處置。

■右腰痛、左薦腸關節痛

因左髖關節前方移位（左腳變長）是引起腰椎歪斜的根本原因。左髖關節向前方偏移，左腳變長，左骨盆就變高，同時對骨盆垂直的腰椎向右傾斜。

此外，上半身因平衡中樞的作用使脊椎向左傾斜。因這些歪斜，腰部肌肉偏向身體左側，拉引，所引起的是右腰痛。

其次是閃到腰，患者會因激烈疼痛在睡覺時無法翻身，整個腰都痛，這是以下原因引起的。

因為脊椎極度側彎使腳長一方，亦即L型的人，左薦腸關節（脊椎尖端的薦骨和骨盆結合的關節）接續的角度變得異常，導致這個部位極度疼痛。同時因上述的原因而引起右腰痛，也因這兩種疼痛而感到整個腰痛。

因此，右腰痛與左閃腰原因相同，處置也一樣。而且，左腰痛與右閃腰的關係亦同。前面已說過，在大部分情形下，因為脊椎向右側彎，會引起右偏頭痛、右肩痠痛、右臂痛，而誘發消化系統、婦科及泌尿系統的疾病，變得完全沒有食慾。

■右腰痛、左薦腸關節痛的礒谷急救法

〈急救法・1〉

①左膝在右膝後三～五公分跪坐，雙腳向左側伸出，把左臀部放在右腳跟更右側方，雙手放在左斜後方，上身向左側與左後方扭轉。

②此時左腳尖伸直，雙膝對齊。

③由他人把雙肩向左後方壓推亦可（這種急救法和第182頁圖中的動作一樣）。

〈急救法・2〉

此外，如195頁圖所示實施：

①以左膝在右膝後三～五公分處跪坐，雙腳向左側伸出，左臀放在右腳跟內側，向正面或稍左斜前方彎腰二～三分鐘。

②腰痛、閃腰，彎腰會感到很勉強，因此可把雙手放在前方，慢慢地向前傾。

③然後把尾骨向後方突出，變成腰向前方伸直、雙肩向後方拉的跪坐姿勢。

④保持這種姿勢二～三分鐘後，再做①的動作。

⑤以上實施二～三次以上，反覆到腰痛治癒為止。

⑥疼痛停止後，從右腳站起，正確向左轉身。

右腰痛、左薦腸關節痛的礒谷急救法

(1)

以左膝在右膝後
方三～五公分處
跪坐

雙腳向左側伸出，左
臀部放在右腳跟內側

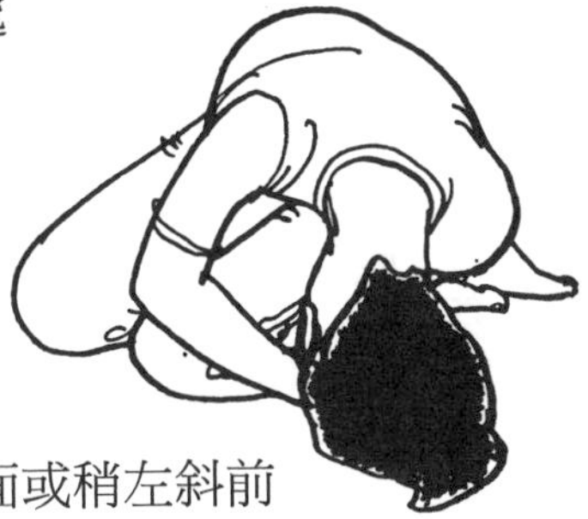

向正面或稍左斜前
方彎腰二～三分鐘

(2)

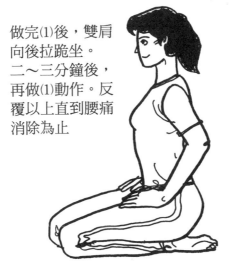

做完(1)後，雙肩
向後拉跪坐。
二～三分鐘後，
再做(1)動作。反
覆以上直到腰痛
消除為止

把尾骨向後方
突出，挺直腰

無痛的翻身法、起身法

右腰痛

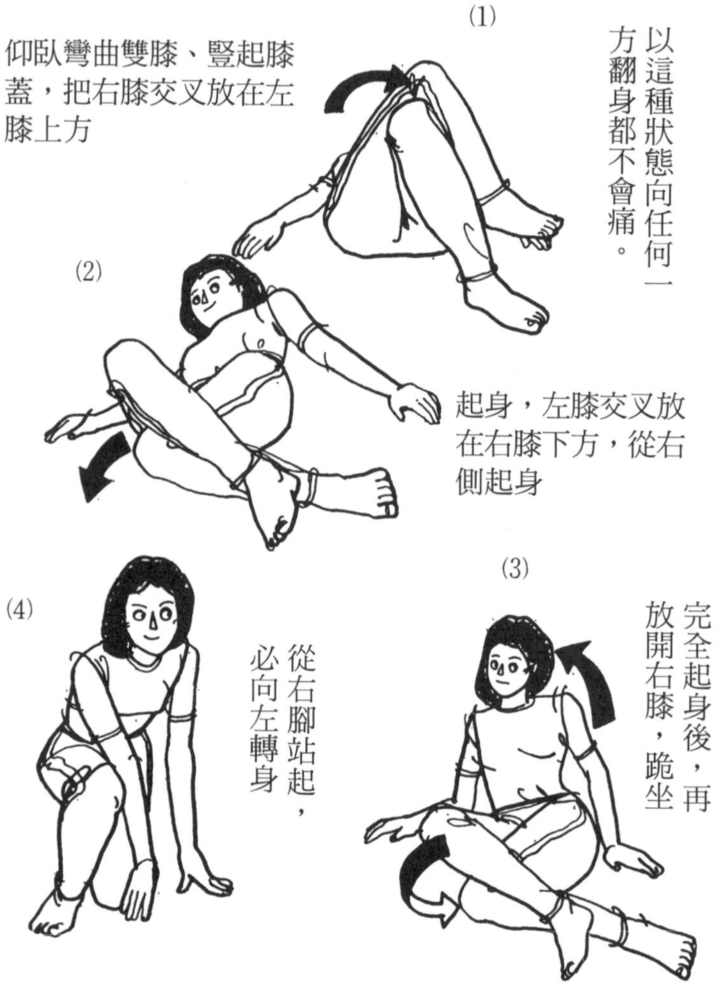
(1)
仰臥彎曲雙膝、豎起膝蓋，把右膝交叉放在左膝上方
以這種狀態向任何一方翻身都不會痛。
(2)
起身，左膝交叉放在右膝下方，從右側起身
(3)
完全起身後，再放開右膝，跪坐
(4)
從右腳站起，必向左轉身

5 右半身或左半身疼痛

頭痛、牙痛、肩膀痠痛、耳鳴、腱鞘炎等

▼頭痛、牙痛、肩膀痠痛、耳鳴等的礒谷急救法

和腰痛的情形一樣，依疼痛出現在右半身或左半身，處置方法完全相反，因此務必注意。

■右半身疼痛的原因

有關頭痛、牙痛、肩膀痠痛等和髖關節移位的關係，已在第2章說明。

不論頭痛還是肩膀痠痛，均因脊椎的側彎與後彎，使肩關節向前方偏移，引起斜方肌的緊繃、頸椎部神經的壓迫。

因此在症狀初期，疼痛會出現右或左任何一方。如果任由狀態持續下去，就會影響到相反一方的肩關節，所以疼痛會出現在兩方。

以下首先說明右半身發生疼痛時的處置法，這種方法和前面介紹的腹痛時急救法相同。

■右半身疼痛時的急救法程序（參照第175頁圖）

①左膝在右膝後三～五公分跪坐，雙腳向左側伸出，把左臀部放在右腳跟右側，雙手放在左斜後方，上身向左側與左後方扭轉。

②此時雙腳尖伸直，以綁帶綁住雙膝使其不分開，或請他人壓住雙膝上方。

③由於左大腿向外側扭轉張開，因此把上身向左側與左後方扭轉會很勉強，可請他人從雙肩後方向左側與左後方充分壓推。

④然後保持這種姿勢向左斜前方彎腰，直到感到舒服為止。

⑤疼痛停止後，恢復跪坐，從右腳站起向左轉身，正確實施第三章介紹的「L型左腳長居家矯正法」。如果還不行，就再從①重做一次。

如果左半身出現症狀，和前項方法一樣，把左右顛倒實施即可。

▼身體一側出現疼痛的疾病

簡單說明身體的左右任何一方出現疼痛的各種疾病，並提出注意事項。重要的並不在於你的疼痛是這些疾病中哪一種所引起，而是不要忘記疼痛出現在左右哪一側。西醫的病名完全是針對症狀出現的末梢部位來加以命名。

■頸椎椎間盤突出

頸肌僵硬或疼痛，從肩到肩胛骨散開般疼痛為其特徵。漱口時或臉朝上時，頸或肩會感到疼痛。

■胸口症候群

女性占多數，而且集中發生在十歲到二十歲的年輕人。手臂疼痛、麻痺、無力、肩膀痠痛、頸部僵硬、疼痛為其特徵。

這是美容師、教師、行政人員等好發的職業病之一，請遵守礒谷療法的日常矯正法和動作，對預防及治療均有效果。

■五十肩（肩關節周圍炎）

西醫的治療是：

①以三角巾吊起手臂，打石膏來局部固定。

②服用肌肉鬆弛劑、精神安定劑。

③局部麻醉或注射副腎皮質荷爾蒙。

④實施入浴等溫熱療法來促進血液循環。

但我從治療例的實績，確信礒谷療法的肩關節移位矯正最有效果。

■肩膀痠痛與偏頭痛

對西醫來說，其實最棘手的就是這種症狀，從無確定的病名即可看出。如上所述，頭痛多半是因腦部的微血管阻塞所引起，但如果找不出原因，就以所謂「非特異性主訴」的名稱來概括處理。

亦即，從心情或神經衰弱方面來處理，而此時西醫多會開些精神安定劑的藥物。不過可以實施屈伸運動，就會很有改善。

■腱鞘炎

屈伸手指時引起的疼痛，沿著腱鞘引起的壓痛。

■遲發性尺骨神經麻痺

在小指與無名指靠近小指那一半有麻痺感，觸碰東西會感覺遲鈍的麻痺，握東西的力量變得不穩定。

■手腕隧道症候群

手痛、指尖麻痺。上述這些在手或手指出現疼痛的疾病，除遲發性尺骨神經麻痺之外，使用副腎皮質荷爾蒙都能發揮戲劇性效果，因此使用的情形很普遍，不過想到藥物的副作用，我並不贊成使用。

手或手指的麻痺，和髖關節的移位角度成正比，在肩關節部分，上臂骨向前方偏移，使肌肉處在持續緊張的狀態。

旋轉手臂就會了解肩關節是全動關節，而且上臂骨嵌入關節的角度淺，所以超乎想像地容易移位。

如果持續有手部、手指麻痺的情形，請做肩關節矯正法：

①就寢前，以椅墊抵住腰部，把腰椎變成前彎。

②坐在椅子上，用腰枕抵住，伸直腰椎，把雙肩向後方拉。

③把雙肩充分向後方拉，尾骨向後方突出，保持良好姿勢來充分實施膝的屈伸運動。

第6章

兒童期及早矯正

礒谷療法矯正嬰幼兒時期不良姿勢的功效

Isogai Therapy

1 不生病的育兒法

＝管理終生健康的預防醫學精髓

出生所造成的髖關節移位

看嬰兒可愛的模樣，任何人都會感到心情愉快，忘我地盯著那張純真的臉，而且希望寶寶能永遠健康，如果是自己的孩子，這種想法更為強烈。不過，就算再怎麼愛孩子，如果嬰兒健康管理的方法不適切，一切都是白費。

就拿前述的髖關節移位來說，讀者一定不了解這和嬰兒有什麼關係，因此當然沒有明確的解答。以下就換一種問法，左右腳的不均衡是從何時開始？是開始用兩腳站立、搖搖晃晃走路的階段嗎？不，其實是從包尿布、喝奶的時期，嚴格地說，從出生的瞬間就開始。

一九七六年二月，有份新聞早報報導，西德小兒外科權威波伊達博士發明的「波伊達早期診斷法」。

所謂波伊達早期診斷法是以此法，就可判定出生一週的新生兒有無腦性麻痺，而日本京大附屬醫院小兒科的小兒研究小組實驗性採用此法，並刊出一張醫師提著嬰兒一隻腳的相片。

提著一隻腳是讓新生兒處在不穩定的姿勢下，從新生兒的頭、手、腳的反應狀況來發現異常，可是在我看來，只能用「豈有此理」這句話來形容。

因為，提著新生兒一隻腳，引起過度的髖關節移位，才是造成前述腦性麻痺或斜頸，及其他疾病發病的原因。

讓我不禁想到西醫偶爾會做出拉著胎位不正新生兒一隻腳接生的粗魯動作。

姑且不論這點，對孩子來說，自古以來最值得依靠的是母親，其次是父親，因此養育健康孩子是做父母的當然義務。

那麼，為人父母者應該做些什麼呢？就是儘早發現孩子的髖關節移位，亦即觀察孩子是否雙腳長度不一，若有，則加以矯正。只要能做到這點，就不會變成虛弱體質，也不致出現因沒有氣力而拒絕上學或功課跟不上的情形。不僅如此，成年以後也能繼續維持不為疾病煩惱的強健體魄。我想，讀到這裡的讀者，一定會十分認同。

那麼，如何才能發現嬰幼兒的腳不一樣長呢？以下就追溯成長階段來介紹其發現法與矯正法。

▼嬰兒包尿布法、揹法

嬰兒若有吐奶、腸胃弱、容易便祕或下痢，喝奶少等情形，一定是左腳長的L型。反之，如果容易感冒、有氣喘或咳嗽，即使奶喝得多，卻容易引起肺炎，可判斷為右腳長的R型。這些情形的矯正法如下。

■左腳長、嬰兒容易吐奶（L型——參照209頁圖）

①每次換尿布，讓嬰兒仰臥，幫孩子彎曲雙膝，左膝比右膝短三公分，使雙膝正中央朝向脊椎骨，筆直推向胸前二十～三十次。

②然後，把尿布偏向嬰兒右屁股三分之二以上抵住，展開右股。

③揹嬰兒，稍靠左側。

嬰兒尿布的包法

左腳長的情形

雙膝正中央朝向背骨，筆直
推向胸前二十～三十次

左膝比右膝短三公分

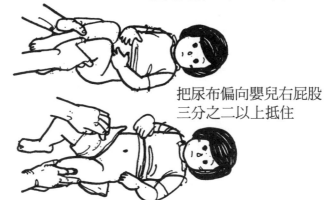

把尿布偏向嬰兒右屁股
三分之二以上抵住

張開右股

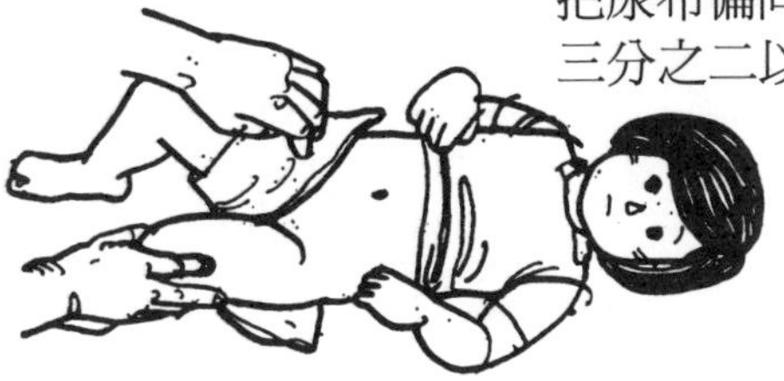

右腳長嬰兒的情形

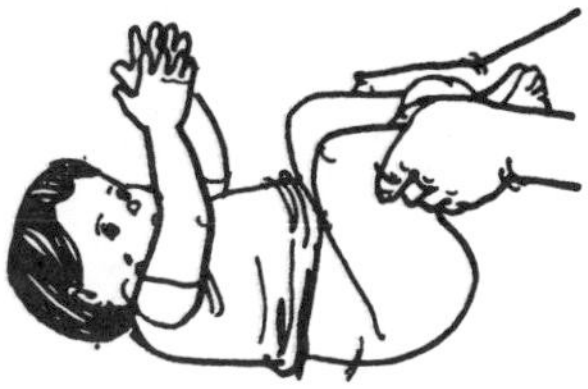

右膝比左膝短三公
分，筆直推向胸前
二十～三十次

把尿布偏向嬰兒左
屁股三分之二抵住

張開左股

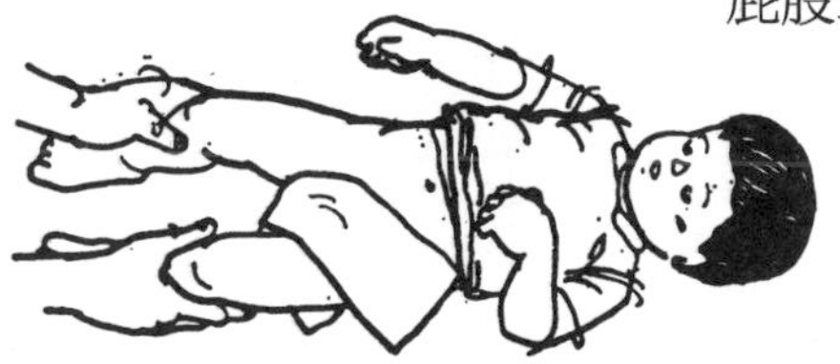

■右腳長、嬰兒容易感冒（L型——參照209頁圖、但完全相反）

實施和209頁L型例子完全相反的動作即可。

①每次換尿布，右膝比左膝短三公分，推向胸前。

②然後把尿布偏向嬰兒左屁股三分之二抵住，打開左股。

③揹嬰兒，稍靠右側。

此外，如果因這種矯正法使嬰兒吐奶、咳嗽等症狀消失，就把尿布包在正中央，而屈伸雙膝，可把左右膝對齊來實施。

▼幼兒腳長度的判定法

✣從日常動作觀察左右腳的長短

不必包尿布的幼兒，矯正動作和嬰兒情形完全一樣，不過幼兒的情形和嬰兒不同的是，常有即使沒有咳嗽或嘔吐等生病症狀，也會出現左右腳不齊的情形，因此必須注意觀察日常的動作。

譬如，人的牙齒一般是左右對稱長，但有些孩子生長的方法並未左右對稱，此時可視為生長慢的側腳短。

腳踝或腳的粗細、大小也是一樣。仔細觀察左右腳，就會發現幼兒期左右任何一側的腳踝或腳，會比另一側粗大，這是成長差距所致。腳踝粗大側的腳，當然也較長。

在扶著孩子走路，也要仔細觀察。例如扶著桌子走路，是否經常一直向右或向左，向同一方向轉身。嬰兒、幼兒真令人不可思議，因為據我的觀察，一定會向腳短的一方轉身。

而且觀察哪一隻腳容易受傷，尤其是膝蓋較常受傷的腳，一定比另一隻腳長。

■左腳長的孩子睡姿（參照212頁圖）

從幼兒期到學齡期，可從睡姿來判斷腳的長度。

左腳長的孩子睡姿

(1)

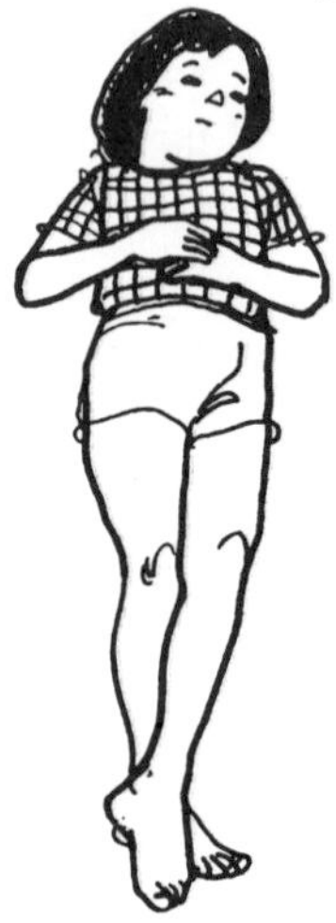

仰臥，左腳踝交叉放在右腳踝上

(2)

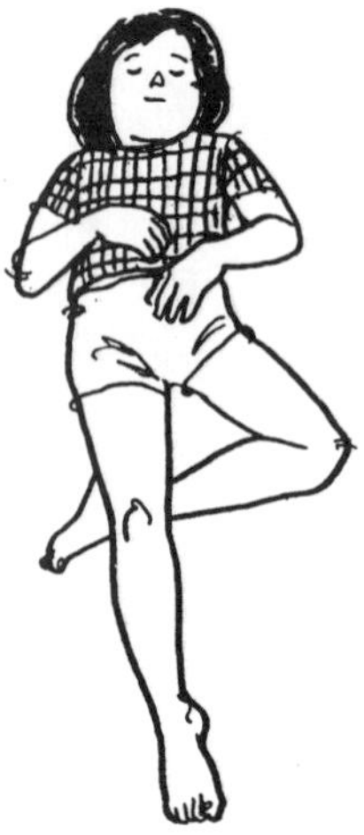

仰臥、左膝彎曲打開，放在右腳下

(3)

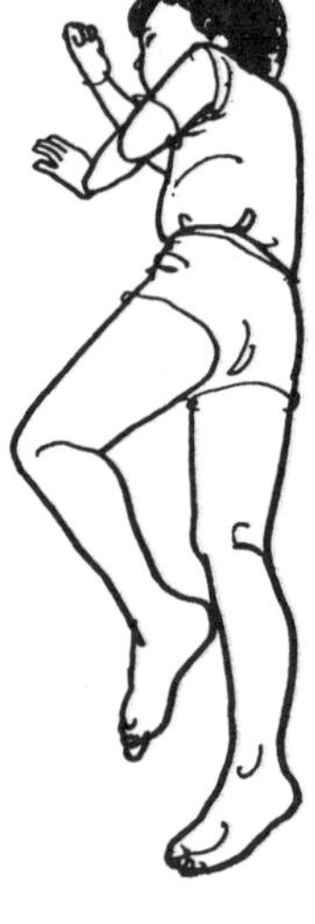

向右側臥，彎曲左膝，左腳放在右腳前方打開

(4)

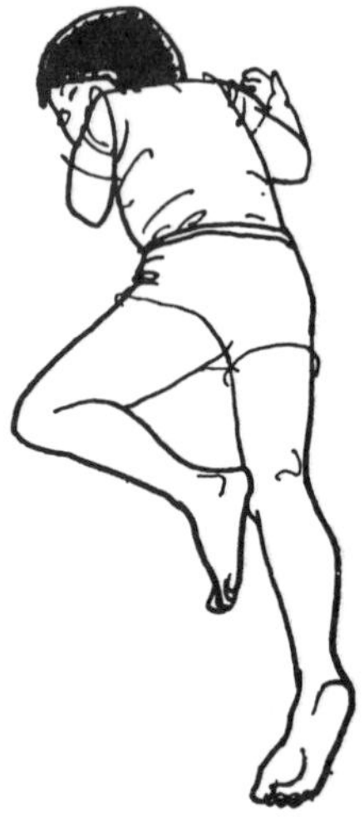

伏臥彎曲左膝打開

①仰臥，左腳踝交叉放在右腳踝上。

②仰臥，左膝彎曲打開，放在右腳下。

③面向右側臥，彎曲左膝，左腳放在右腳前方打開。

④伏臥彎曲左膝打開。

如果長年持續這種睡姿，左髖關節一定移位，變成左骨盆高位，背骨向右彎曲。

■右腳長的孩子睡姿（和左腳長相反）

①仰臥，右腳踝交叉放在左腳踝上。

②仰臥，右膝彎曲打開，放在左腳下。

③面向左側臥，彎曲右膝，右腳放在左腳前方打開。

④伏臥彎曲右膝打開。

如果持續這種睡姿，右髖關節會越來越移位，變成右骨盆偏高，脊椎骨向左側彎，容易養成罹患心臟、支氣管等循環系統、呼吸系統疾病的體質。

為避免造成這種弊害，從出現這種傾向的幼兒期開始，就以同成人的矯正方式進行矯正，綁住膝上、膝下、腳踝三處睡覺。因為小孩和大人不同，身體柔軟，因此矯正更容易。

▼孩子夜尿症的特效法

■治療夜尿症的方法（參照216頁圖）

有孩子的人，對於孩子夜尿會非常擔心。在第4章的病例已略為提到，根本原因乃起因於左髖關節的前方移位，引起腰椎、尾椎的異常。在此介紹治療夜尿症的特效法。

①把左腳膝短於右腳膝三～五公分，雙手扶住雙膝下，把雙膝正中央朝向背骨，前後搖動使其靠向胸前，做三十～五十次。

②仰臥筆直躺下，綁住雙膝上、下、腳踝三處，豎膝、提腰，把腰枕墊在肚臍背面，伸直腰。幼兒腰枕墊的大小相當於孩子大腿那麼粗即可。這種姿勢持續

十～十五分鐘。

③再豎起雙膝，把腰充分提向正上方，使背骨不向左右移動，然後拿掉腰枕。

④之後，仰臥休息三～五分鐘再起身。

■重點

如果不喜歡綁腳，可在就寢前做上述①的動作時只綁膝上，習慣後再綁膝上，最後綁腳踝，依序綁三處。最後讓孩子以這種姿勢睡覺。如此保持脊椎的生理性彎曲，不僅可治癒夜尿症，也能讓不易入睡、賴床的孩子，第二天早晨很輕鬆舒服的起床。

夜尿症的礒谷治療法

(1)

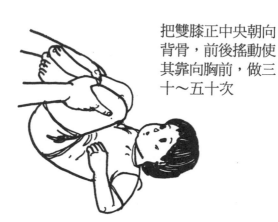

左腳膝短於右腳膝三～五公分，雙手扶住雙膝下

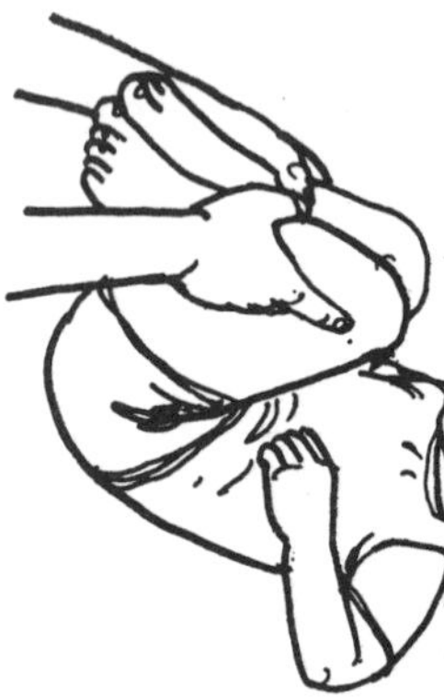

把雙膝正中央朝向背骨，前後搖動使其靠向胸前，做三十～五十次

(2) 其次，仰臥筆直躺下，綁住雙膝上下、腳踝三處，把腰枕墊在肚臍背面，伸直腰。

這種狀態持續十～十五分鐘

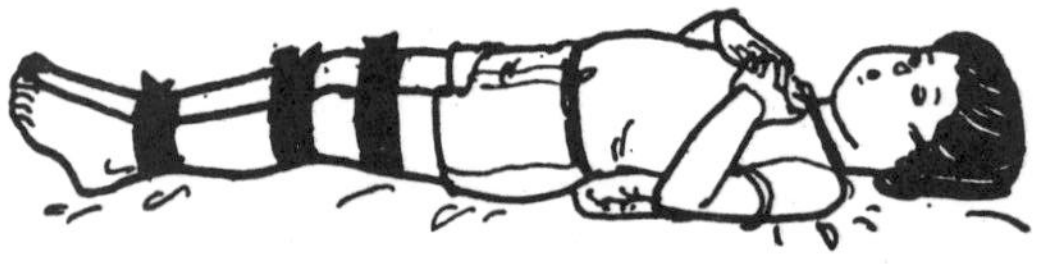

幼兒的腰枕墊的大小，相當於孩子大腿那麼粗。

▼培養孩子的耐力與專注

✣孩子的耐力與體力越來越差

「沒耐性」、「拖拖拉拉、缺乏專注力」、「不會玩也不會讀書、生活不規律，真令人困擾」……。

近來常聽到這種對孩子的評語。總而言之，就是容易疲勞。去遠足，卻只想坐，逛百貨公司也只搭電梯，不走路，沒有體力。

因為沒有體力，所以也無法用功讀書，坐在書桌前三十分鐘就想躺下，儘管如此，個子卻長得很大，小學生長到一五〇公分已很普遍。

上初中的孩子，有的甚至超過一七〇公分。儘管體格魁梧，體力卻差，腳力也一樣。據說某中學一百公尺賽跑，有五個男生跑二十多秒，當然他們也都很拚命地跑。想想在二十年前，跑最慢的女生，一百公尺也能跑十七～十八秒。

讀書也是如此。因注意力不集中，什麼都記不住，課堂上連一個英文單字都記不住。數學的基礎計算都不會，當然也不做家庭功課。他們並非提不起勁，小學升國中、高中的階段，人人都想拿好成績。

有些父母不在乎地說「成績無所謂」，但也只是嘴硬而已。因為如果不用功，成績就一直往下掉，功課自然跟不上，落在他人後面就開始對上學興趣缺缺，只會搗蛋，而且一個人不敢做，就呼朋喚友一起做，因而產生校園暴力、家庭暴力。

姿勢塑造孩子的性格

某中學老師組成調查小組，專門調查這些孩子缺乏耐力的原因，調查結果顯示，多數孩子的姿勢不良，脊椎彎曲。

脊椎彎曲的孩子，沒有體力，在課堂上注意力不集中，而且容易疲勞，所以在家也不做功課。可惜這些老師的調查沒有更深入。

我感到非常可惜，為何不再進一步追究脊椎為何會彎曲，因為有必要調查根本原因。

不用說，這是髖關節移位，使左右腳長度不一所致。並致使脊椎骨彎曲，壓迫頸椎、胸椎部的神經，為孩子帶來無形的壓力。

治療法已非常清楚，就是使脊椎彎曲的孩子左右腳變得一樣長即可，希望讀者活用第3章的矯正法。如此一來，就會恢復體力，氣力充足，每天生龍活虎地學習、玩耍。

為了提高學業成績，一定要保持左右腳的平衡，如果任其發展下去，將來身體一定會成為疾病的巢穴。

2 運動的陷阱

「活動身體有益健康」的常識錯誤

為何網球、高爾夫球受歡迎

近來日本戶外運動相當盛行，年輕人追逐網球熱潮，各地均設有網球場。週末駛向郊外的車上，也可看到許多揹高爾夫球袋的中年男士。

有人諷刺這種運動熱潮只是趕流行而已，換個角度來看，這也是大眾肯定運動是維持健康的最佳方法。

然而，我卻不能無條件認同這種維持健康的效果。

依我的理論，不是所有人打網球、高爾夫球，身體狀況就會變好。

或許已有人察覺到。在做各種運動，如果不思考身體向左右扭擰會為髖關節或脊椎帶來什麼影響，就無法談論運動與健康的關係。

因此孩子開始運動，父母可依上節的方法，判斷孩子是L型還是R型，然後再選擇理想的運動類型。

有關這點，容後再詳述，以下先說明我對人們迷上高爾夫、網球的看法。

無意識的揮桿動作可矯正脊椎

如上所述，依據我以往所得的資料，東方人左腳長的L型人占壓倒性多數，因此可斷定十人中有八人是L型。

也就是說，東方人多半有胃弱、肝病等消化系統的疾病。

他們經常會打嗝或感到胸悶，稍微多吃一點、多喝一點酒，就會引起腹痛，因此沒有食慾。而食慾、消化功能差的東方人非常多，因此這可謂支撐高爾夫、網球熱潮的第一條件。

第二條件是什麼呢？就是東方人大多慣用右手。

或許有人會質疑這和網球、高爾夫運動有何關係，其實有密切關係。慣用右手的人，當然是用右手拿球桿、球拍，而且是把上身向左扭來運動。

這麼一來會出現什麼情況呢？反覆這種動作，可把右髖關節的角度矯正到正常狀態。也就是在揮動球桿、球拍時，不知不覺發揮和礒谷式L型矯正法動作相同的效果。

矯正L型成功，胃腸功能變強，食慾大增，變得健康。L型多的東方人是在未察覺的情況下迷上高爾夫或網球。可是如果太過投入，反而會變成R型，使呼吸系統、循環系統變差，不可不注意。

▼運動容易發生的危險動作及矯正法

✢不符合L型、R型的運動，會出現反效果

如上所述藉由運動來維持健康的效果，只不過是無意識動作造成的偶然結果。重要的是充分認識自己的體型是L型還是R型，選擇有益健康的運動、動作，樂在其中。

以馬拉松、慢跑來說，腳長一方的髖關節向前方偏移的結果，L型的人是左腰、右腳長的R型人是右腰，多少會以向前方突出、傾斜的姿勢來跑。這是跑步

中發生各種問題的原因。因此，L型的人最好以右腰、R型的人最好以左腰向前突出的感覺來跑。

此外，打網球或高爾夫球，最好也能先了解自己的體型（L型或R型），再充分考慮揮桿、揮拍的動作。

因為，一般的運動和編排好的舞蹈不同，每個動作的瞬間並不靠意志，而是憑直覺做出的反射動作。因此經常會發生意外。

以下對各種運動容易發生的狀況與危險動作，說明處置和矯正的方法。

■馬拉松、慢跑的心臟病發作

請各位不要忘記，髖關節是可以向任何方向活動的精緻關節。

在跑馬拉松或慢跑時，如果把右腳踝過度向外側扭轉，右髖關節就會極度向外張開，使右骨盆變高。於此同時引起脊椎骨的側彎與後彎，胸椎與頸椎的扭轉，阻礙心臟、呼吸系統的神經支配，最糟時會引起心律不整。

此時的緊急處置，最好實施第182頁的心臟急救法。

把右膝低於左膝三～五公分跪坐，雙腳向右側伸出，右臀部放在左腳跟左側，雙手放在右斜後方，上身向右側與右後方扭轉，注意不是向左扭轉，而是把左腰向前方突出來。

■游泳時小腿肚抽筋的急救法

游泳時，經常會發生有時足以致命的「小腿肚抽筋」的情形。

「小腿肚抽筋」的根本原因，在於髖關節極度向內側扭轉。

為此，大腿部後側、小腿部後側的肌肉到阿基里斯腱引起緊張，使小腿部後側的肌肉（小腿三頭肌）痙攣。

此時該如何處置呢？應該立即從水中上來，如果嚴重到上不來的狀態，就要做踩水動作，然後再實施如下動作（參照第225頁圖）：

①以另一邊的手抓住抽筋的腳踝，拉向大腿。

②打開大腿。

③再用患部一方的手把膝蓋向下壓，用力張開大腿，這樣就能在一瞬間治癒

游泳時小腿肚抽筋的急救法
左腳抽筋

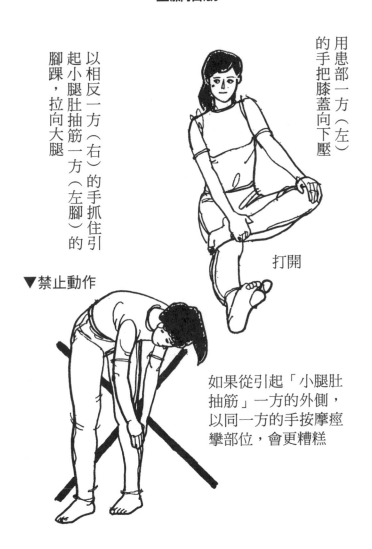

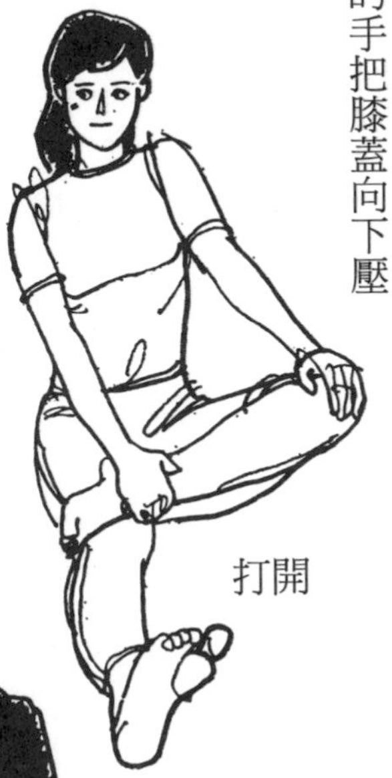

▼禁止動作

如果從引起「小腿肚抽筋」一方的外側，以同一方的手按摩痙攣部位，會更糟糕

小腿肚抽筋。

在此必須注意，如果從引起「小腿肚抽筋」部位的外側，以同一側的手按摩痙攣部位，就會使患部側的髖關節向內側扭轉、痙攣或疼痛更加嚴重。

■打網球、高爾夫球的注意事項

了解礒谷療法的原理，就不難理解：即使是運動，也有不能做的動作。

譬如L型的人用左手拿球拍或球桿，不停地從左揮動的動作，身體就會向右扭轉，左腳就相對愈向外側張開，使胃腸障礙等L型病更加嚴重。

反之，R型慣用右手的人，在打高爾夫球或網球，會對循環系統、呼系統帶來不良影響。R型的人如果太熱中高爾夫球，常會引起心臟病發作。

基於此，L型左腳長的人最好以右手拿球拍或球桿；而R型右腳長的人，最好以左手拿球拍或球桿。

騎自行車，把椅墊向腳長一方旋轉二十度左右，踩踏板時不要張開雙腳，如此能以腳長一方的髖關節內轉，具有矯正效果。

由於慣用右手、慣用左手的習慣，並不那麼容易改正，因此建議各位在運動之後，務必參考第3章的內容，實施L型、R型的矯正動作。

此外，慣用R型右手的人，打高爾夫球，可在揮桿之後向相反一方——亦即向右扭轉身體的動作，重覆做三次以上，如此也可彌補此一弊害，請務必每天練習。

Note

國家圖書館出版品預行編目資料

健康由脊椎開始：礒谷療法的奇蹟 / 礒谷公良著；
陳倉杰譯. -- 初版. -- 新北市；世茂，2016.01
面；　公分. --（生活健康；B403）

ISBN 978-986-92507-0-2（平裝）

1.整脊　2.脊椎病

413.99　　104025055

生活健康 B403

健康由脊椎開始——礒谷療法的奇蹟

作　　者／礒谷公良
譯　　者／陳倉杰
主　　編／簡玉芬
責任編輯／陳文君
封面設計／鄧宜琨
出 版 者／世茂出版有限公司
地　　址／（231）新北市新店區民生路 19 號 5 樓
電　　話／（02）2218-3277
傳　　真／（02）2218-3239（訂書專線）・（02）2218-7539
劃撥帳號／ 1991-1841
戶　　名／世茂出版有限公司　單次郵購總金額未滿 500 元（含），請加 80 元掛號費
世茂出版網站／ www.coolbooks.com.tw
排版製版／辰皓國際出版製作有限公司
印　　刷／傳興彩色印刷股份有限公司
初版一刷／ 2016 年 1 月
　　四刷／ 2024 年 5 月

I S B N ／ 978-986-92507-0-2
定　　價／ 300 元

本書作者為日本合格整骨師，書中內容為作者所獨創之脊椎矯正療法，但不代表此療法可取代正統醫學的診斷與療程。若您對健康有所疑慮，請務必尋求專業醫師指示，並與醫師諮詢是否適用。

黏貼處

電話：(02) 22183277
傳真：(02) 22187539

世茂好書．豐富心靈

世潮精典．智慧同行

廣告回函
北區郵政管理局登記證
北台字第 9 7 0 2 號
免貼郵票

231新北市新店區民生路19號5樓

世茂
世潮 出版有限公司 收
智富

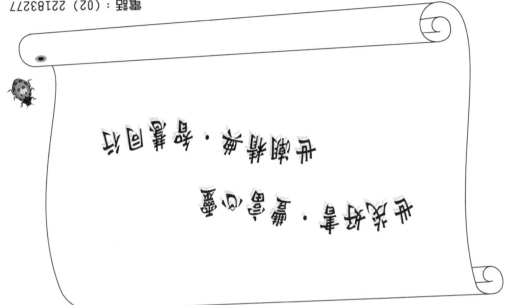

黏貼處

請沿虛線剪下裝訂寄回，謝謝！

讀者回函卡

感謝您購買本書，為了提供您更好的服務，歡迎填妥以下資料並寄回，我們將定期寄給您最新書訊、優惠通知及活動消息。當然您也可以E-mail：service@coolbooks.com.tw，提供我們寶貴的建議。

您的資料（請以正楷填寫清楚）

購買書名：________________

姓名：__________ 生日：______年____月____日

性別：□男 □女 E-mail：__________

住址：□□□______縣市______鄉鎮市區______路街
______段______巷______弄______號______樓

聯絡電話：__________

職業：□傳播 □資訊 □商 □工 □軍公教 □學生 □其他：______

學歷：□碩士以上 □大學 □專科 □高中 □國中以下

購買地點：□書店 □網路書店 □便利商店 □量販店 □其他：______

購買此書原因：___ ___ ___ ___ ___ ___（請按優先順序填寫）

1封面設計 2價格 3內容 4親友介紹 5廣告宣傳 6其他：______

本書評價：
___ 封面設計 1非常滿意 2滿意 3普通 4應改進
___ 內　　容 1非常滿意 2滿意 3普通 4應改進
___ 編　　輯 1非常滿意 2滿意 3普通 4應改進
___ 校　　對 1非常滿意 2滿意 3普通 4應改進
___ 定　　價 1非常滿意 2滿意 3普通 4應改進

給我們的建議：
- -
- -
- -